针灸大成

中华传统医药经典古籍

[明] 杨继洲 著

戴铭 陈宇虹 余知影 夏琰 点校

广西科学技术出版社

图书在版编目（CIP）数据

针灸大成/（明）杨继洲著. —南宁：广西科学技术出版社，2016.12（2024.4重印）

（中华传统医药经典古籍）

ISBN 978-7-5551-0376-9

Ⅰ.①针… Ⅱ.①杨… Ⅲ.①《针灸大成》 Ⅳ.①R245

中国版本图书馆CIP数据核字（2015）第031793号

针灸大成
ZHENJIU DA CHENG
［明］杨继洲 著

戴 铭 陈宇虹 余知影 夏 琰 点校

责任编辑：赖铭洪　　　　　　　　封面设计：林红娟
版式设计：翁襄嫒　　　　　　　　责任印制：韦文印

出 版 人：卢培钊　　　　　　　　出版发行：广西科学技术出版社
社　　址：广西南宁市东葛路66号　邮政编码：530023
网　　址：http://www.gxkjs.com　　编 辑 部：0771-5864716

经　　销：全国各地新华书店
印　　刷：北京兰星球彩色印刷有限公司
开　　本：890mm×1240mm　　1/32
字　　数：70千字　　　　　　　　印　　张：2.75
版　　次：2016年12月第1版
印　　次：2024年4月第2次印刷
书　　号：ISBN 978-7-5551-0376-9
定　　价：45.00元

内容提要

《针灸大成》又名《针灸大全》，中医针灸学名著，明代杨继洲（济时）撰，成书于1601年。

《针灸大成》全书共10卷。卷一首论"针道源流"，次载《内经》《难经》有关针灸经文，并加注释；卷二、卷三分别辑录《医经小学》《针灸聚英》《神应经》等书及杨氏家传的针灸赋歌，并作部分注解；卷四载列历代针论及补泻手法等；卷五载述井荥俞经合、子午流注和灵龟飞腾八法等；卷六、卷七阐述脏腑生理、十四经脉长短、脏腑十二经穴起止、十四经循行及经穴主治、奇经八脉、十五络脉、十二经筋、五脏募穴、八会、经外奇穴及临床治疗等；卷八为诸证论治；卷九为治症总要、各家针灸法和治法以及杨氏医案等；卷十收录《陈氏小儿按摩经》。

《针灸大成》全书辑录《内经》《难经》及历代针灸文献20余种，系统总结明代以前针灸学术成就，全面记述家传和个人的学术经验，内容丰富而系统，理论精辟，临床实用。该书集明代以前针灸之大成，为后世医家所推崇，具有极高的学术研究和临床应用价值。

本书由于篇幅所限，仅节选原书卷二、卷三、卷四、卷九等卷部分重要内容，可供针灸学习、研究和临床参考。

温馨提示：中医药文化是中国传统文化的重要组成部分，数千年来，它为中华文明的发展做出了重要的贡献。通过阅读研究中医经典古籍，可以让我们了解古人是如何看病、用药的。中医经典古籍中的很多治疗经验值得挖掘。同时，由于时代限制和个人局限，这些中医经典古籍中介绍的部分药方的有效性和安全性有待研究，特别是有些中药中含有重金属等物质将会对人体造成伤害。因此，本书的内容不作为疾病防治指南，在具体疾病防治过程中，请读者务必咨询专业医生。

点校说明

　　《针灸大成》现存主要版本有明万历二十九年（1601）刻本、清康熙五年（1666）刻本、清康熙五十七年（1718）李氏重刻本、清乾隆三年（1737）会稽章廷珪补刻本、清嘉庆六年（1801）经伦堂重刻本、清道光二十三年（1843）经余堂刻本、清咸丰二年（1852）宝华顺重刊本、清光绪六年（1880）扫叶山房刻本、1932年北京老酒堂刻本、1936年大文书局铅印本、1955年人民卫生出版社影印本、1963年人民卫生出版社校勘排印本等。

　　本次点校整理的原则和方法如下：

　　一、版本选择。以1955年人民卫生出版社影印本为底本（简称"原本"），以1963年人民卫生出版社校勘排印本为主校本（简称"人卫排印本"）。此次点校仅限于原书卷二、卷三、卷四、卷九部分内容。

　　二、校勘方法。力求保存古籍原貌，以对校为主，佐以本校、他校和理校。

　　1. 底本与校本文字不同，若底本正确而校本有误，保留底本原貌，不出校记；若两者文字不同，可两存其义者，或疑底本有误者，原文不动，出校记说明；若底本有错、脱、衍、倒或底本文义劣于校本者，据校本改、补、删、移，并出校记。

　　2. 底本中的繁体字、异体字径改为通行简体字；对明显的错别字，均据文义径改；涉及中医药名词术语等不规范字，均按现行教科书规范用法径改；药方剂型和制法所用之"圆"字一律改为"丸"。以上改动均不再出校记。

3. 凡底本引用他书文献，不悖医理、文义者，均不予校勘。

4. 底本为繁体竖排本，现改为简体横排本，其中方位词"右""左"相应改为"上""下"。

5. 对中医学中的特殊用字，若用简化字可能引起误解时，如"藏""瘀""癥"等，仍保留底本原貌不予改动。

三、断句标点。根据文理与医理，对底本原文进行标点，使用现代通行的标点符号，以逗号、句号为主。凡泛指者，如"经云"之类，均不标书名号；凡引用文字，只在其前标冒号，不标引号。

四、体例目录。原书目录与正文内容或正文前后体例不一致时，据其体例文理或校本相关内容互相校正、统一调整，一般不出校记。

由于学养有限，错误难免，敬请指正。

点校者
2016年11月

《卫生针灸玄机秘要》叙

尝闻医道通于儒，而其功与相等埒，得非以儒者运心极而剂量之，能使天下和平，与医之起瘕兴疴，跻天下于仁寿，其事与功均也。然儒者未能穷经反约，则施且必悖，终无补于治功；而医家治六气之淫，辨五方之感，察百病之因，其说具在载籍，无虑数拾百种。专业是者，未能穷而反之，得其说于会通，吾未见其功之能相也。窃尝譬之执方待病者，刑名之余绪也；导引不药者，黄老之遗谋也。而均之弗足以收和平之功，正惟其戾于儒耳。

三衢杨子继洲，幼业举子，博学绩文，一再厄于有司，遂弃其业业医，医固其世家也。祖父官太医，授有真秘，纂修《集验医方》进呈，上命镌行天下。且多蓄贮古医家抄籍，杨子取而读之，积有岁年，寒暑不辍，悼然有悟。复虑诸家书弗会于一，乃参合指归，汇同考异，手自编摩，凡针药调摄之法，分图析类，为"天"、"地"、"人"卷，题曰：《玄机秘要》。诚稽此而医道指掌矣。

世宗朝命大宗伯试异选，侍内廷，功绩懋著，而人以疾病疮疡造者，应手奏效，声名籍甚。会在朝善杨子，究其自出是编，诸公嘉之，为寿诸梓，以惠后学，请序于余。余素知杨子去儒业业医，今果能以医道侔相功，益信儒道之通于医也。是编出，而医道其指南焉。神明在人，寿域咸跻，诸公之仁溥矣，远矣！是为序。

刻《针灸大成》序

医关民命，其道尚矣。顾古之名医，率先针砭，而黄岐问难，于此科为独详。精其术者，立起沉疴，见效捷于药饵。迩来针法绝传，殊为可惜！余承乏三晋，值时多事，群小负嵎，万姓倒悬，目击民艰，弗克匡济，由是愤郁于中，遂成痿痹之疾，医人接踵，日试丸剂，莫能奏功。乃于都门廷名针杨继洲者，至则三针而愈，随出家传《秘要》以观，乃知术之有所本也。将付之梓人，犹以诸家未备，复广求群书，若《神应经》《古今医统》《乾坤生意》《医学入门》《医经小学》《针灸节要》《针灸聚英》《针灸捷要》《小儿按摩》，凡有关于针灸者，悉采集之。更考《素问》《难经》以为宗主，针法纲目，备载之矣。且令能匠于太医院肖刻铜人像，详著其穴，并刻画图，令学者便览而易知焉。余有忧于时事，愧无寸补，恨早年不攻是业，及能济人利物也。因刻是书，传播宇内，必有仁人君子，诵而习之，精其术以寿斯民者。是为序。

时万历辛丑桂月吉旦巡按山西监察御史燕赵含章赵文炳书

目　录
Contents

卷二

标幽赋

拯救之法，妙用者针。

劫病之功，莫捷于针灸。故《素问》诸书，为之首载，缓、和、扁、华，俱以此称神医。盖一针中穴，病者应手而起，诚医家之所先也。近世此科几于绝传，良为可叹！经云：拘于鬼神者，不可与言至德；恶于砭石者，不可与言至巧。此之谓也。又语云：一针、二灸、三服药。则针灸为妙用可知。业医者，奈之何不亟讲乎？

察岁时于天道。

夫人身十二经，三百六十节，以应一岁十二月，三百六十日。岁时者，春暖、夏热、秋凉、冬寒，此四时之正气。苟或春应暖而反寒，夏应热而反凉，秋应凉而反热，冬应寒而反暖，是故冬伤于寒，春必温病；春伤于风，夏必飧泄；夏伤于暑，秋必痎疟；秋伤于湿，上逆而咳。岐伯曰：凡刺之法，必候日月星辰四时八正之气，气定乃刺焉。是故天温日阳，则人血淖液而卫气浮，故血易泻，气易行；天寒日阴，则人血凝泣而卫气沉。月始生，则气血始清，卫气始行；月廓满，则气血实，肌肉坚；月廓空，则肌肉减，经络虚，卫气去，形独居。是以因天时而调血气也。天寒无刺，天温无灸，月生无泻，月满无补，月廓空无治，是谓得天时而调之。若月生而泻，是谓脏虚；月满而补，血气洋溢；络有留血，名曰重实。月廓空而治，是谓乱经。阴阳相错，真邪不别，沉以留止[1]，外虚内乱，淫邪乃起。又曰：天有五运，金水木火土也；地有六气，风寒暑湿燥热也。

定形气于予心。

经云：凡用针者，必先度其形之肥瘦，以调其气之虚实，实则泻之，虚则补之，必先定其血脉，而后调之。形盛脉细，少气不足以息者危。形瘦脉大，胸中多气者死。形气相得者生，不调者病，相失者死，是故色脉不顺而莫针。戒之戒之！

春夏瘦而刺浅，秋冬肥而刺深。

经云：病有沉浮，刺有浅深，各至其理，无过其道，过之则内伤，不及则外壅，壅则贼邪从之，浅深不得，反为大贼。内伤五脏，后生大病。故曰春病在毫毛腠理，夏病在皮肤。故春夏之人，阳气轻浮，肌肉瘦薄，血气未盛，宜刺之浅；秋病在肉脉，冬病在筋骨，秋冬则阳气收藏，肌肉肥厚，血气充满，刺之宜深。又云：春刺十二井，夏刺十二荥，季夏刺十二俞，秋刺十二经，冬刺十二合，以配木火土金水。理见子午流注。

不穷经络阴阳，多逢刺禁。

经有十二：手太阴肺，少阴心，厥阴心包络，太阳小肠，少阳三焦，阳明大肠；足太阴脾，少阴肾，厥阴肝，太阳膀胱，少阳胆，阳明胃也。络有十五：肺络列缺，心络通里，心包络内关，小肠络支正，三焦络外关，大肠络偏历，脾络公孙，肾络大钟，肝络蠡沟，膀胱络飞扬，胆络光明，胃络丰隆，阴跷络照海，阳跷络申脉，脾之大络大包，督脉络长强，任脉络尾翳也。阴阳者，天之阴阳，平旦至日中，天之阳，阳中之阳也。日中至黄昏，天之阳，阳中之阴也。合夜至鸡鸣，天之阴，阴中之阴也。鸡鸣至平旦，天之

---

[1] 止：原本作"上"，据人卫排印本改。

阴，阴中之阳也。故人亦应之。至于人身，外为阳，内为阴，背为阳，腹为阴。手足皆以赤白肉分之。五脏为阴，六腑为阳，春夏之病在阳，秋冬之病在阴。背固为阳，阳中之阳，心也；阳中之阴，肺也。腹固为阴，阴中之阴，肾也；阴中之阳，肝也；阴中之至阴，脾也。此皆阴阳表里、内外雌雄，相输应也，是以应天之阴阳。学者苟不明此经络，阴阳升降，左右不同之理，如病在阳明，反攻厥阴，病在太阳，反攻太阴，遂致贼邪未除，本气受敝，则有劳无功，反犯禁刺。

既论脏腑虚实，须向经寻。

欲知脏腑之虚实，必先诊其脉之盛衰，既知脉之盛衰，又必辨其经脉之上下。脏者，心、肝、脾、肺、肾也。腑者，胆、胃、大小肠、三焦、膀胱也。如脉之衰弱者，其气多虚，为痒为麻也。脉之盛大者，其血多实，为肿为痛也。然脏腑居位乎内，而经络播行乎外，虚则补其母也，实则泻其子也。若心病，虚则补肝木也，实则泻脾土也。至于本经之中，而亦有子母焉。假如心之虚者，取本经少冲以补之，少冲者井木也，木能生火也；实取神门以泻之，神门者俞土也，火能生土也。诸经莫不皆然，要之不离乎五行相生之理，当细思之！

原夫起自中焦，水初下漏。太阴为始，至厥阴而方终；穴出云门，抵期门而最后。

此言人之气脉，行于十二经为一周，除任、督之外，计三百九十三穴。一日一夜有百刻，分于十二时，每一时有八刻二分，每一刻计六十分，一时共计五百分。每日寅时，手太阴肺经生自中焦中府穴，出于云门起，至少商穴止；卯时手阳明大肠经，自商阳起至迎香止；辰时足阳明胃经，自头维至厉兑；巳时足太阴脾经，自隐白至大包；午时手少阴心经，自极泉至少冲；未时手太阳小肠经，自少泽至听宫；申时足太阳膀胱经，自晴明至至阴；酉时足少阴肾经，自涌泉至俞府；戌时手厥阴心包络经，自天池至中冲；亥时手少阳三焦经，自关冲至耳门；子时足少阳胆经，自瞳子髎至窍阴；丑时足厥阴肝经，自大敦至期门而终。周而复始，与滴漏无差也。

正经十二，别络走三百余支。

十二经者，即手足三阴、三阳之正经也。别络者，除十五络，又有横络、孙络，不知其纪，散走于三百余支脉也。

正侧仰伏，气血有六百余候。

此言经络，或正或侧，或仰或伏，而气血循行孔穴，一周于身，荣行脉中三百余候，卫行脉外三百余候。

手足三阳，手走头而头走足；手足三阴，足走腹而胸走手。

此言经络，阴升阳降，气血出入之机，男女无以异。

要识迎随，须明逆顺。

迎随者，要知荣卫之流注，经脉之往来也。明其阴阳之经，逆顺而取之。迎者以针头朝其源而逆之，随者以针头从其流而顺之。是故逆之者为泻、为迎，顺之者为补、为随。若能知迎知随，令气必和，和气之方，必在阴阳，升降上下，源流往来，逆顺之道明矣。

况夫阴阳，气血多少为最。厥阴、太阳，少气多血；太阴、少阴，少血多气；而又气多血少者，少阳之分；气盛血多者，阳明之位。

此言三阴、三阳，气血多少之不同，取之必记为最要也。

先详多少之宜，次察应至之气。

凡用针者，先明上文气血之多少，次观针气之来应。

轻滑慢而未来，沉涩紧而已至。

轻浮、滑虚、慢迟，入针之后值此三者，乃真气之未到；沉重、涩滞、紧实，入针之后值此三者，是正气之已来。

既至也，量寒热而留疾。

留，住也；疾，速也。此言正气既至，必审寒热而施之。故经云：刺热须至寒者，必留针，阴气隆至，乃呼之，去徐，其穴不闭；刺寒须至热者，阳气隆至，针气必热，乃吸之，去疾，其穴急扪之。

未至也，据虚实而候气。

气之未至，或进或退，或按或提，导之引之，候气至穴而方行补泻。经曰：虚则推内进搓，以补其气；实则循扪弹努，以引其气。

气之至也，如鱼吞钩饵之沉浮；气未至也，如闲处幽堂之深邃。

气既至，则针有涩紧，似鱼吞钩，或沉或浮而动；其气不来，针自轻滑，如闲居静室之中，寂然无所闻也。

气速至而速效，气迟至而不治。

言下针若得气来速，则病易痊，而效亦速也。气若来迟，则病难愈，而有不治之忧。故赋云：气速效速，气迟效迟，候之不至，必死无疑矣。

观夫九针之法，毫针最微，七星上应，众穴主持。

言九针之妙，毫针最精，上应七星，又为三百六十穴之针。

本形金也，有蠲邪扶正之道。

本形，言针也。针本出于金，古人以砭石，今人以铁代之。蠲，除也。邪气盛，针能除之。扶，辅也。正气衰，针能辅之。

短长水也，有决凝开滞之机。

此言针有长短，犹水之长短，人之气血凝滞而不通，犹水之凝滞而不通也。水之不通，决之使流于湖海，气血不通，针之使周于经脉，故言针应水也。

定刺象木，或斜或正。

此言木有斜正，而用针亦有或斜或正之不同。刺阳经者，必斜卧其针，无伤其卫；刺阴分者，必正立其针，毋伤其荣，故言针应木也。

口藏比火，进阳补羸。

口藏，以针含于口也。气之温，如火之温也。羸，瘦也。凡下针之时，必口内温针暖，使荣卫相接，进己之阳气，补彼之瘦弱，故言针应火也。

循机扪而可塞以象土。

循者，用手上下循之，使气血往来也。机扪者，针毕以手扪闭其穴，如用土填塞之义，故言针应土也。

实应五行而可知。

五行者，金、水、木、火、土也。此结上文，针能应五行之理也。

然是三寸六分，包含妙理。

言针虽但长三寸六分，能巧运神机之妙，中含水火，回倒阴阳，其理最玄妙也。

虽细桢于毫发，同贯多歧。

桢，针之干也。歧，气血往来之路也。言针之干，虽如毫发之微小，能贯通诸经血气之道路也。

可平五脏之寒热，能调六腑之虚实。

平，治也。调，理也。言针能调治脏腑之疾，有寒则温之，热则清之，虚则补之，实则泻之。

拘挛闭塞，遣八邪而去矣；寒热痹痛，开四关而已之。

拘挛者，筋脉之拘束。闭塞者，气血之不通。八邪者，所以候八风之虚邪，言疾有挛闭，必驱散八风之邪也。寒者，身作颤而发寒也。热者，身作潮而发热也。四关者，六脏[1]有十二原，出于四关，太冲、合谷是也。故太乙移宫之日，主八风之邪，令人寒热疼痛，若能开四关者，两手两足，刺之而已。立春一日起艮，名曰天留宫，风从东北来为顺令；春分一日起震，名曰仓门宫，风从正东来为顺令；立夏一日起巽，名曰阴洛宫，风从东南来为顺令，夏至一日起离，名曰上天宫，风从正南来为顺令；立秋一日起坤，名曰玄委宫，风从西南来为顺令；秋分一日起兑，名曰仓果宫，风从正西来为顺令；立冬一日起乾，名曰新洛宫，风从西北来为顺令；冬至一日起坎，名曰叶蛰宫，风从正北来为顺令。其风着人爽神气，去沉疴。背逆谓之恶风毒气，吹形骸即病，名曰时气留伏。流入肌骨脏腑，虽不即患，后因风寒暑湿之重感，内缘饥饱劳欲之染着，发患曰内外两感之痼疾，非刺针以调经络，汤液引其荣卫，不能已也。中宫名曰招摇宫，共九宫焉。此八风之邪，得其正令，则人无疾，逆之，则有病也。

凡刺者，使本神朝而后入；既刺也，使本神定而气随。神不朝而勿刺，神已定而可施。

凡用针者，必使患者精神已朝，而后方可入针，既刺之，必使患者精神才定，而后施针行气。若气不朝，其针为轻滑，不知疼痛，如插豆腐者，莫与进之，必使之候。如神气既至，针自紧涩，可与依法察虚实而施之。

定脚处，取气血为主意；

言欲下针之时，必取阴阳气血多少为主，详见上文。

---

[1]六脏：此前原本有"六脏"2字，当衍，据人卫排印本删。

下手处，认水木是根基。

下手，亦言用针也。水者母也，木者子也，是水能生木也。是故济母裨其不足，夺子平其有余，此言用针，必先认子母相生之义。举水木而不及土金火者，省文也。

天地人三才也，涌泉同璇玑、百会；

百会一穴在头，以应乎天；璇玑一穴在胸，以应乎人；涌泉一穴在足心，以应乎地，是谓三才也。

上中下三部也，大包与天枢、地机。

大包二穴在乳后，为上[1]部；天枢二穴在脐旁，为中部；地机二穴在足胻，为下部，是谓三部也。

阳跷、阳维并督带，主肩背腰腿在表之病。

阳跷脉，起于足跟中，循外踝，上入风池，通足太阳膀胱经，申脉是也。阳维脉者，维持诸阳之会，通手少阳三焦经，外关是也。督脉者，起于下极之腧，并于脊里，上行风府过脑循额，至鼻入龈交，通手太阳小肠经，后溪是也。带脉起于季胁，回身一周，如系带然，通足少阳胆经，临泣是也。言此奇经四脉属阳，主治肩背腰腿在表之病。

阴跷、阴维、任、冲脉，去心腹胁肋在里之疑（疑者，疾也）。

阴跷脉，亦起于足跟中，循内踝，上行至咽喉，交贯冲脉，通足少阴肾经，照海是也。阴维脉者，维持诸阴之交，通手厥阴心包络经，内关是也。任脉起于中极之下，循腹上至咽喉，通手太阴肺经，列缺是也。冲脉起于气冲，并足少阴之经，侠脐上行至胸中而散，通足太阴脾经，公孙是也。言此奇经四脉属阴，能治心腹胁肋

---

[1] 上：原本作"土"，据人卫排印本改。

在里之疑。

二陵、二跷、二交，似续而交五大。

二陵者，阴陵泉、阳陵泉也。二跷者，阴跷、阳跷也；二交者，阴交、阳交也。续，接续也。五大者，五体也。言此六穴，递相交接于两手、两足并头也。

两间、两商、两井，相依而别两支。

两间者，二间、三间也。两商者，少商、商阳也。两井者，天井、肩井也。言六穴相依而分别于手之两支也。

大抵取穴之法，必有分寸，先审自意，次观肉分；

此言取量穴法，必以男左女右中指，与大指相屈如环，取内侧纹两角为一寸，各随长短大小取之，此乃同身之寸。先审病者是何病？属何经？用何穴？审于我意；次察病者，瘦肥长短，大小肉分，骨节发际之间，量度以取之。

或伸屈而得之，或平直而安定。

伸屈者，如取环跳之穴，必须伸下足，屈上足，以取之，乃得其穴。平直者，或平卧而取之，或正坐而取之，或正立而取之，自然安定，如承浆在唇下宛宛中之类也。

在阳部筋骨之侧，陷下为真；在阴分郄腘之间，动脉相应。

阳部者，诸阳之经也，如合谷、三里、阳陵泉等穴，必取侠骨侧指陷中为真也。阴分者，诸阴之经也，如手心、脚内、肚腹等穴，必以筋骨郄腘动脉应指，乃为真穴也。

取五穴用一穴而必端，取三经用一经而可正。

此言取穴之法，必须点取五穴之中，而用一穴，则可为端的矣。若用一经，必须取三经而正一经之是非矣。

头部与肩部详分，督脉与任脉易定。

头部与肩部，则穴繁多，但医者以自意详审，大小肥瘦而分之。督、任二脉，直行背腹中，而有分寸，则易定也。

明标与本，论刺深刺浅之经。

标本者，非止一端也，有六经之标本，有天地阴阳之标本，有传病之标本。以人身论之，则外为标，内为本；阳为标，阴为本；腑阳为标，脏阴为本；脏腑在内为本，经络在外为标也。六经之标本者，足太阳之本，在足跟上五寸，标在目；足少阳之本在窍阴，标在耳之类是也。更有人身之脏腑、阳气阴血、经络，各有标本。以病论之，先受病为本，后传变[1]为标，凡治病者，先治其本，后治其标，余症皆除矣。谓如先生轻病，后滋生重病，亦先治其轻病也。若有中满，无问标本，先治中满为急。若中满、大小便不利，亦无标本，先利大小便，治中满尤急也。除此三者之外，皆治其本，不可不慎也。从前来者实邪，从后来者虚邪，此子能令母实，母能令子虚也。治法虚则补其母，实则泻其子，假令肝受心之邪，是从前来者，为实邪也，当泻其火；然直泻火，十二经络中，各有金、木、水、火、土也。当木之本，分其火也。故标本论云：本而标之，先治其本，后治其标。既肝受火之邪，先于肝经五穴，泻荣火行间也。以药论，入肝经药为引，用泻心药为君也。是治实邪病矣。又假令肝受肾邪，是为从后来者，为虚邪，当补其母，故《标本论》云：标而本之，先治其标，后治其本。肝木既受水邪，当先于肾经涌泉穴补木，是先治其标，后于肝经曲泉穴泻水，是后治其本，此先治其标者，推其至理，亦是先治其本也。以药论之，入肾经药为引，用补肝经药为君，是也。以得病之日为本，传病之日为标，亦是。

住痛移疼，取相交相贯之迳。

---

[1] 变：原本作"流"，据人卫排印本改。

此言用针之法，有住痛移疼之功者也。先以针左行左转，而得九数，复以针右行右转，而得六数，此乃阴阳交贯之道也。经脉亦有交贯，如手太阴肺之列缺，交于阳明之路，足阳明胃之丰隆，走于太阴之迳，此之类也。

岂不闻脏腑病，而求门、海、俞、募之微。

门海者，如章门、气海之类。俞者，五脏六腑之俞也，俱在背部二行。募者，脏腑之募，肺募中府，心募巨阙，肝募期门，脾募章门，肾募京门，胃募中脘，胆募日月，大肠募天枢，小肠募关元，三焦募石门，膀胱募中极。此言五脏六腑之有病，必取此门、海、俞、募之最微妙矣。

经络滞，而求原、别、交、会之道。

原者，十二经之原也。别，阳别也。交，阴交也。会，八会也。夫十二原者，胆原丘墟，肝原太冲，小肠原腕骨，心原神门，胃原冲阳，脾原太白，大肠原合谷，肺原太渊，膀胱原京骨，肾原太溪，三焦原阳池，包络原大陵。八会者，血会膈俞，气会膻中，脉会太渊，筋会阳陵泉，骨会大杼，髓会绝骨，脏会章门，腑会中脘也。此言经络血气凝结不通者，必取此原、别、交、会之穴而刺之。

更穷四根、三结，依标本而刺无不痊。

根结者，十二经之根结也。《灵枢经》云：太阴根于隐白，结于太仓[1]也；少阴根于涌泉，结于廉泉也；厥阴根于大敦，结于玉堂也；太阳根于至阴，结于目也；阳明根于厉兑，结于钳耳也；少阳根于窍阴，结于耳也；手太阳根于少泽，结于天窗、支正也；手少阳根于关冲，结于天牖、外关也；手阳明根于商阳，结于扶

[1] 太仓：原本作"大包"，据人卫排印本改。

突、偏历也。手三阴之经不载，不敢强注。又云：四根者，耳根、鼻根、乳根、脚根也。三结者，胸结、肢结、便结也。此言能究根结之理，依上文标本之法刺之，则疾无不愈也。

但用八法、五门，分主客而针无不效。

针之八法，一迎随，二转针，三手指，四针投，五虚实，六动摇，七提按，八呼吸。身之八法，奇经八脉，公孙冲脉胃心胸，八句是也。五门者，天干配合，分于五也。甲与己合，乙与庚合之类是也。主客者，公孙主，内关客之类是也。或以井荥俞经合为五门，以邪气为宾客，正气为主人。先用八法，必以五门推时取穴，先主后客，而无不效之理。

八脉始终连八会，本是纪纲；十二经络十二原，是为枢要。

八脉者，奇经八脉也。督脉、任脉、冲脉、带脉、阴维、阳维、阴跷、阳跷也。八会者，即上文血会膈俞等是也。此八穴通八脉起止，连及八会，本是人之纲领也。如网之有纲也。十二经、十五络、十二原已注上文。枢要者，门户之枢纽也。言原出入十二经也。

一日取六十六穴之法，方见幽微。

六十六穴者，即子午流注井荥俞原经合也。阳于注腑，三十六穴，阴于注脏，三十穴，共成六十六穴，具载五卷子午流注图中。此言经络一日一周于身，历行十二经穴，当此之时，酌取流注之中一穴用之，以见幽微之理。

一时取一十二经之原，始知要妙。

十二经原，俱注上文。此言一时之中，当审此日是何经所主，当此之时，该取本日此经之原穴而刺之，则流注之法，玄妙始可知矣。

原夫补泻之法，非呼吸而在手指。

此言补泻之法，非但呼吸，而在乎手之指法也。法分十四者，循扪、提、按、弹、捻、搓、盘、推、内动摇、爪切、进、退、出、摄者是也。法则如斯，巧拙在人，详备《金针赋》内。

速效之功，要交正而识本经。

交正者，如大肠与肺为传送之府，心与小肠为受盛之官，脾与胃为消化之宫，肝与胆为清净之位，膀胱合肾，阴阳相通，表里相应也。本经者，受病之经，如心之病，必取小肠之穴兼之，余仿此。言能识本经之病，又要认交经正经之理，则针之功必速矣。故曰：宁失其穴，勿失其经；宁失其时，勿失其气。

交经缪刺，左有病而右畔取。

缪刺者，刺络脉也。右痛而刺左，左痛而刺右，此乃交经缪刺之理也。

泻络远针，头有病而脚上针。

三阳之经，从头下足，故言头有病，必取足穴而刺之。

巨刺与缪刺各异。

巨刺者，刺经脉也。痛在于左而右脉病者，则巨刺之，左痛刺右，右痛刺左，中其经也。缪刺者，刺络脉也。身形有痛，九候无病，则缪刺之，右痛刺左，左痛刺右，中其络也。此刺法之相同，但一中经，一中络之异耳。

微针与妙刺相通。

微针者，刺之巧也。妙刺者，针之妙也。言二者之相通也。

观部分而知经络之虚实。

言针入肉分，以天、人、地三部而进，必察其得气则内外虚实可知矣，又云：察脉之三部，则知何经虚，何经实也。

视沉浮而辨脏腑之寒温。

言下针之后，看针气缓急，可决脏腑之寒热也。

且夫先令针耀，而虑针损；次藏口内，而欲针温。

言欲下针之时，必先令针光耀，看针莫有损坏；次将针含于口内，令针温暖与荣卫相接，无相触犯也。

目无外视，手如握虎；心无内慕，如待贵人。

此戒用针之士，贵乎专心诚意，而自重也。令目无他视，手如握虎，恐有伤也；心无他想，如待贵人，恐有责也。

左手重而多按，欲令气散；右手轻而徐入，不痛之因。

下针之时，必先以左手大指爪甲于穴上切之，则令其气散，以右手持针，轻轻徐入，此乃不痛之因也。

空心恐怯，直立侧而多晕。

空心者，未食之前，此言无刺饥人，其气血未定，则令人恐惧，有怕怯之心，或直立，或侧卧，必有眩晕之咎也。

背目深掐，坐卧平而没昏。

此言欲下针之时，必令患人莫视所针之处，以手爪甲重切其穴，或卧或坐，而无昏闷之患也。

推于十干、十变，知孔穴之开阖。

十干者，甲、乙、丙、丁、戊、己、庚、辛、壬、癸也。十变者，逐日临时之变也。备载《灵龟八法》中，故得时谓之开，失时谓之阖。

论其五行、五脏，察日时之旺衰。

五行五脏，俱注上文。此言病于本日时之下，得五行生者旺，受五行克者衰。知[1]心之病，得甲乙之日时者生旺，遇壬癸之日时者克衰，余仿此。

伏如横弩，应若发机。

---

[1] 知：人卫排印本作"如"，可参。

此言用针刺穴，如弩之视正而发矢[1]，取其捷效，如射之中的也。

阴交阳别而定血晕，阴跷、阳维而下胎衣。

阴交穴有二，一在脐下一寸，一在足内踝上三寸，名三阴交也，言此二穴，能定妇人之血晕。又言照海、外关二穴，能下产妇之胎衣也。

痹厥偏枯，迎随俾经络接续。

痹厥者，四肢厥冷麻痹。偏枯者，中风半身不遂也。言治此症，必须接气通经，更以迎随之法，使血气贯通，经络接续也。

漏崩带下，温补使气血依归。

漏崩带下者，女子之疾也。言有此症，必须温针待暖以补之，使荣卫调和而归依也。

静以久留，停针待之。

此言下针之后，必须静而久停之。

必准者，取照海治喉中之闭塞；端的处，用大钟治心内之呆痴。大抵疼痛实泻，痒麻虚补。

此言疼痛者，热宜泻之以凉；痒麻者，冷宜补之以暖。

体重节痛而俞居，心下痞满而井主。

俞者，十二经中之俞。井者，十二经中之井也。

心胀咽痛，针太冲而必除；脾冷胃疼，泻公孙而立愈。胸满腹痛刺内关，胁疼肋痛针飞虎。

飞虎穴即支沟穴，以手于虎口一飞，中指尽处是穴也。

筋挛骨痛而补魂门，体热劳嗽而泻魄户。头风头痛，刺申脉与金门；眼痒眼疼，泻光明于地五。泻阴郄止盗汗，治小儿骨蒸；刺

---

[1] 矢：原作"牙"，据人卫排印本改。

偏历利小便，医大人水蛊。中风环跳而宜刺，虚损天枢而可取。

地五者，即地五会也。

由是午前卯后，太阴生而疾温；离左酉南，月朔死而速冷。

此以月生死为期，午前卯后者，辰、巳二时也。当此之时，太阴月之生也。是故月廓空无泻，宜疾温之。离左酉南者，未、申二时也。当此时分，太阴月之死也。是故月廓盈无补，宜速冷之。将一月而比一日也。经云：月生一日一痏，二日二痏，至十五日十五痏，十六日十四痏，十七日十三痏，渐退，至三十日二痏。月望已前谓之生，月望已后谓之死，午前谓之生，午后谓之死也。

循扪弹努，留吸母而坚长。

循者，用针之后，以手上下循之，使血气往来也。扪者，出针之后，以手扪闭其穴，使气不泄也。弹努者，以手轻弹而补虚也。留吸母者，虚则补其母，须待热至之后，留吸而坚长也。

爪下伸提，疾呼子而嘘短。

爪下者，切而下针也。伸提者，施针轻浮豆许曰提。疾呼子者，实则泻其子，务待寒至之后，去之速，而嘘且短矣。

动退空歇，迎夺右而泻凉；推内进搓，随济左而补暖。

动退，以针摇动而退，如气不行，将针伸提而已。空歇，撒手而停针，迎以针逆而迎夺，即泻其子也。如心之病，必泻脾子，此言欲泻必施此法也。推内进者，用针推内而入也。搓者，犹如搓线之状，慢慢转针，勿令太紧。随，以针顺而随之；济，则济其母也。如心之病，必补肝母，此言欲补必用此法也。此乃远刺寒热之法，故凡病热者，先使气至病所，次微微提退豆许，以右旋夺之，得针下寒而止。凡病寒者，先使气至病所，次徐徐进针，以左旋搓提[1]和之，得针下热而止。

---

[1] 提：原作"撞"，据人卫排印本改。

慎之！大患危疾，色脉不顺而莫针。

慎之者，戒之也。此言有危笃之疾，必观其形色，更察其脉若相反者，莫与用针，恐劳而无功，反获罪也。

寒热风阴，饥饱醉劳而切忌。

此言无针大寒、大热、大风、大阴雨、大饥、大饱、大醉、大劳，凡此之类，决不可用针，实大忌也。

望不补而晦不泻，弦不夺而朔不济。

望，每月十五日也。晦，每月三十日也。弦有上、下弦，上弦或初七、或初八，下弦或廿二、廿三也。朔，每月初一日也。凡值此日，不可用针施法也。如暴急之疾，则不拘矣。

精其心而穷其法，无灸艾而坏其皮。

此言灸也，勉医者宜专心究其穴法，无误于着艾之功，庶免于犯于禁忌，而坏人之皮肉矣。

正其理而求其原，免投针而失其位。

此言针也，勉学者要明其针道之理，察病之原，则用针不失其所也。

避灸处而加四肢，四十有九；禁刺处而除六腧，二十有二。

禁灸之穴四十五，更加四肢之井，共四十九也。禁针之穴二十二，外除六腑之腧也。

抑又闻高皇抱疾未瘥，李氏刺巨阙而后苏；太子暴死为厥，越人针维会而复醒。肩井、曲池，甄权刺臂痛而复射；悬钟、环跳，华佗刺躄足而立行。秋夫针腰俞而鬼免沉疴，王纂针交俞而妖精立出。取肝俞与命门，使瞽士视秋毫之末；刺少阳与交别，俾聋夫听夏蚋之声。

此引先师用针，有此立效之功，以励学者用心之诚。

嗟夫！去圣逾远，此道渐坠。或不得意而散其学，或惩其能而犯禁忌。愚庸智浅，难契于玄言，至道渊深，得之者有几？偶述斯言，不敢示诸明达者焉，庶几乎童蒙之心启。

金针赋

观夫针道，捷法最奇，须要明于补泻，方可起于倾危。先分病之上下，次定穴之高低。头有病而足取之，左有病而右取之。男子之气，早在上而晚在下，取之必明其理；女子之气，早在下而晚在上，用之必识其时。午前为早属阳，午后为晚属阴，男女上下，凭腰分之。手足三阳，手走头而头走足；手足三阴，足走腹而胸走手。阴升阳降，出入之机。逆之者为泻、为迎，顺之者为补、为随。春夏刺浅者以瘦，秋冬刺深者以肥。更观元气厚薄，浅深之刺犹宜。

经曰：荣气行于脉中，周身五十度，无分昼夜，至平旦与卫气会于手太阴。卫气行于脉外，昼行阳二十五度，夜行阴二十五度，平旦与荣气会于手太阴。是则卫气之行，但分昼夜，未闻分上下，男女脏腑经络，气血往来，未尝不同也。今分早晚何所据依？但此赋今人所尚，故录此以参其见。

原夫补泻之法，妙在呼吸手指。男子者，大指进前左转，呼之为补，退后右转，吸之为泻，提针为热，插针为寒；女子者，大指退后右转，吸之为补，进前呼之为泻，插针为热，提针为寒。左与右各异，胸与背不同，午前者如此，午后者反之。是故爪而切之，下针之法；摇而退之，出针之法；动而进之，催针之法；循而摄之，行气之法。搓而去病，弹则补虚，肚腹盘旋，扪为穴闭。重沉豆许曰按，轻浮豆许曰提。一十四法，针要所备。补者一退三飞，真气自归；泻者一飞三退，邪气自避。补则补其不足，泻则泻其有余。有余者为肿为痛曰实，不足者为痒为麻曰虚。气速效速，气迟效迟，死生贵贱，针下皆知。贱者硬而贵者脆，生者涩而死者虚，候之不[1]至，必死无疑。

此一段手法，详注四卷。

且夫下针之先，须爪按重而切之，次令咳嗽一声，随咳下针。凡补者呼气，初针刺至皮内，乃曰天才；少停进针，刺入肉内，是曰人才；又停进针，刺至筋骨之间，名曰地才。此为极处，就当补之，再停良久，却须退针至人之分，待气沉紧，倒针朝病，进退往来，飞经走气，尽在其中矣。凡泻者吸气，初针至天，少停进针，直至于地，得气泻之，再停良久，即须退针，复至于人，待气沉紧，倒针朝病，法同前矣。其或晕针者，神气虚也，以针补之，口鼻气回，热汤与之，略停少顷，依前再施。

如刺肝经之穴，晕，即补肝之合穴，针入即苏，余仿此。或有投针气晕者，即补足三里，或补人中，大抵晕从心生，心不惧怕，晕从何生？如关公刮骨疗毒，而色不变可知。

及夫调气之法，下针至地之后，复人之分，欲气上行，将针右捻；欲气下行，将针左捻；欲补先呼后吸，欲泻先吸后呼。气不至者，以手循摄，以爪切掐，以针摇动，进捻搓弹，直待气至。以龙虎升腾之法，按之在前，使气在后，按之在后，使气在前。运气走至疼痛之所，以纳气之法，扶针直插，复向下纳，使气不回。若关节阻涩，气不过者，以龙虎龟凤通经接气，大段之法，驱而运之，仍以循摄爪切，无不应矣。此通仙之妙。

龙虎龟凤等法，亦注四卷。

况夫出针之法，病势既退，针气微松，病未退者，针气始根，

推之不动，转之不移，此为邪气吸拔其针，乃至气真至，不可出之；出之者其病即复，再须补泻，停以待之，直[1]候微松，方可出针豆许，摇而停之。补者吸之去疾，其穴急扪；泻者呼之去徐，其穴不闭。欲令凑密，然后吸气，故曰：下针贵迟，太急伤血；出针贵缓，太急伤气，已上总要，于斯尽矣。

《医经小学》云：出针不可猛出，必须作三、四次，徐转出之则无血，若猛出必见血也。《素问》补遗篇注云：动气至而即出针，此猛出也。然与此不同，大抵经络有凝血，欲大泻者当猛出。若寻常补泻，当依此可也。亦不可不辨。

考夫治病，其法有八：一曰烧山火，治顽麻冷痹，先浅后深，凡九阳而三进三退，慢提紧按，热至，紧闭，插针，除寒之有准。二曰透天凉，治肌热骨蒸，先深后浅，用六阴而三出三入，紧提慢按[2]，徐徐举针，退热之可凭。皆细细搓之，去病准绳。三曰阳中隐阴，先寒后热，浅而深，以九六之法，则先补后泻也。四曰阴中隐阳，先热后寒，深而浅，以六九之方，则先泻后补也。补者直须热至，泻者务待寒侵，犹如搓线，慢慢转针，法浅则用浅，法深则用深，二者不可兼而紊之也。五曰子午捣臼，水蛊膈气，落穴之后，调气均匀，针行上下，九入六出，左右转之，十[3]遭自平。六曰进气之诀，腰背肘膝痛，浑身走注疼，刺九分，行九补，卧针五七吸，待气上下[4]，亦可龙虎交战，左捻九而右捻六，是亦住

---

[1]直：人卫排印本作"真"，可参。

[2]紧提慢按：此后人卫排印本有"寒至"2字，可参。

[3]十：原本作"千"，据人卫排印本改。

[4]待气上下：原本作"待上行"，据人卫排印本改。

痛之针。七曰留气之诀[1]，痃癖癥瘕，刺七分，用纯阳，然后乃直插针，气来深刺，提针再停。八曰抽添之诀，瘫痪疮癞，取其要穴，使九阳得气，提按搜寻，大要运气周遍，扶针直插，复向下纳，回阳倒阴，指下玄微，胸中活法，一有未应，反复再施。

若夫过关过节催运气，以飞经走气，其法有四：一曰青龙摆尾，如扶船舵，不进不退，一左一右，慢慢拨动。二曰白虎摇头，似手摇铃，退方进圆，兼之左右，摇而振之。三曰苍龟探穴，如入土之象，一退三进，钻剔四方。四曰赤凤迎源，展翅之仪，入针至地，提针至天，候针自摇，复进其元，上下左右，四围飞旋，病在上吸而退之，病在下呼而进之。

以上手法，乃大略也。其始末当参考四卷。

至夫久患偏枯，通经接气之法，有定息寸数。手足三阳，上九而下十四，过经四寸；手足三阴，上七而下十二，过经五寸，在乎摇动出纳，呼吸同法，驱运气血，顷刻周流，上下通接，可使寒者暖而热者凉，痛者止而胀者消。若开渠之决水，立时见功，何倾危之不起哉？虽然，病有三因，皆从气血，针分八法，不离阴阳。盖经脉昼夜之循环，呼吸往来之不息，和则身体康健，否则疾病竞生。譬如天下国家地方，山海田园，江河溪谷，值岁时风雨均调，则水道疏利，民安物阜[2]。其或一方一所，风雨不均，遭以旱涝，使水道涌竭不同，灾忧遂至。人之气血，受病三因，亦犹方所之于旱涝也。盖针砭所以通经脉，均气血，蠲邪扶正，故曰捷法最奇者哉。

嗟夫！轩岐古远，卢扁久亡，此道幽深，非一言而可尽，斯文

---

[1] 诀：原作"交"，据人卫排印本改。

[2] 民安物阜：原作"民物安阜"，据人卫排印本改。

细密，在久习而能通。岂世上之常辞，庸流之泛术，得之者若科之及第，而悦于心；用之者如射之发中，而应于目。述自先圣，传之后学，用针之士，有志于斯，果能洞造玄微，而尽其精妙，则世之伏枕之疴，有缘者遇针，其病皆随手而愈矣。

通玄指要赋

必欲治病，莫如用针。

夫治病之法，有针灸，有药饵，然药饵或出于幽远之方，有时缺少，而又有新陈之不等，真伪之不同，其何以奏肤功，起沉病也？惟精于针，可以随身带用，以备缓急。

巧运[1]神机之妙，

巧者，功之善也；运者，变之理也。神者，望而知之。机者，事之微也。妙者，治之应也。

工开圣理之深。

工者，治病之体。圣者，妙用之端。故《难经》云：问而知之谓之工，闻而知之谓之圣。夫医者意也，默识心通，贯融神会，外感内伤，自然觉悟，岂不谓圣理之深也。

外取砭针，能蠲邪而扶正。

砭针者，砭石是也。此针出东海，中有一山，名曰高峰，其山有石，形如玉簪，生自圆长，磨之有锋尖，可以为针，治病疗邪无不愈。

中含水火，善回阳而倒阴。

水火者，寒热也。惟针之中，有寒邪补泻之法，是进退水火之功也。回阳者，谓阳盛则极热，故泻其邪气，其病自得清凉矣。倒

---

[1] 运：原作"用"，据人卫排印本改。

阴者，谓阴盛则极寒，故补其虚寒，其病自得温和矣。此回阳倒阴之理，补泻盛衰之功。

原夫络别支殊。

别者，辨也。支者，络之分派也。《素问》云：络穴有一十五，于十二经中每经各有一络。外有三络：阳跷络，在足太阳经；阴跷络，在足少阴经；脾之大络，在足太阴经。此是十五络也，各有支殊之处，有积络，有浮络，故言络别支殊。

经交错综。

交经者，十二经也。错者，交错也。综者，总聚也。言足厥阴肝经，交出足太阴脾经之后，足太阴脾经，交出厥阴肝经之前，此是经络交错，总聚之理也。

或沟池溪谷以岐异。

岐者，路也。其脉穴之中，有呼为沟、池、溪、谷之名者，如岐路之各异也。若水沟、风池、后溪、合谷之类是也。一云《铜人经》乃分四穴：沟者水沟穴，池者天池穴，溪者太溪穴，谷者阳谷穴。所谓四穴同治，而分三路，皆叛于一原。

或山海丘陵而隙共。

隙者，孔穴或取山、海、丘、陵而为名者，其孔穴之同共也。如承山、照海、商丘、阴陵之类是也。一云《铜人经》亦分四穴、山者承山穴，海者气海穴，丘者丘墟穴，陵者阴陵穴。四经相应，包含万化之众也。

斯流派以难揆，在条纲而有统。

此言经络贯通，如水流之分派，虽然难以揆度，在条目纲领之提挈，亦有统绪也。故书云：若纲有条而不紊。一云经言：井荥俞原经合，甲日起甲戌时，乃胆受病，窍阴所出为井金，侠溪所溜为荥水，临泣所注为俞木，丘墟所过为原，阳辅所行为经火，阳陵泉所入为合土。凡此流注之道，须看日脚，阴日刺五穴，阳日刺六穴。

理繁而昧，纵补泻以何功？

盖圣人立意，垂法于后世，使其自晓也。若心无主持，则义理繁乱，而不能明解，纵依补泻之法，亦有何效？或云：假如小肠实则泻小海，虚则补后溪；大肠实则泻二间，虚则补曲池；胆实则泻阳辅，虚则补侠溪。此之谓也。中工治病已成之后，惟不知此理，不明虚实，妄投针药，此乃医之误也。

法捷而明，自[1]迎随而得用。

夫用针之法，要在识其通变，捷而能明，自然于迎随之间，而得施为之妙也。

且如行步难移，太冲最奇。人中除脊膂之强痛，神门去心性之呆痴。风伤项急，始求于风府；头晕目眩，要觅于风池。耳闭须听会而治也，眼痛则合谷以推之。胸结身黄，取涌泉而即可；脑昏目赤，泻攒竹以偏宜。但见两肘之拘挛，仗曲池而平扫；四肢之懒惰，凭照海以消除。牙齿痛，吕细堪治；头项强，承浆可保。太白宣通于气冲（太白脾家真土也，能生肺金），阴陵开通于水道（阴陵泉，真水也，滋济万物）。腹膨而胀，夺内庭兮休迟；筋转而疼，泻承山而在早。大抵脚腕痛，昆仑解愈；股膝疼，阴市能医。痫发癫狂兮，凭后溪而疗理；疟生寒热兮，仗间使以扶持。期门罢胸满血膨而可已，劳宫退胃翻心痛亦何疑！

稽夫大敦去七疝之偏坠，王公谓此；三里却五劳之羸瘦，华佗言斯。固知腕骨祛黄，然骨泻肾，行间治膝肿目疾，尺泽去肘疼筋紧。目昏不见，二间宜取；鼻窒无闻，迎香可引。肩井除两臂难

---

[1] 自：原作"曰"，据人卫排印本改。

任；丝竹疗头疼不忍。咳嗽寒痰，列缺堪治；眵䁾冷泪，临泣尤准（头临泣穴）。

髋骨将腿痛以祛残。

髋骨二穴，在委中上三寸，髀枢中，垂手取之，治腿足疼痛，针三分。一云：跨骨在膝膑上一寸，两筋空处是穴，刺入五分，先补后泻，其病自除。此即梁丘穴也，更治乳痈。按此两解，俱与经外奇穴不同，并存，以俟知者。

肾俞把腰疼而泻尽。

以见越人治尸厥于维会，随手而苏。

维会二穴，在足外踝上三寸，内应足少阳胆经。尸厥者，卒丧之症，其病口噤气绝，状如死，不识人。昔越人过虢，虢太子死未半日，越人诊太子脉曰：太子之病为尸厥也。脉乱故形如死，太子实未死也。乃使弟子子阳，砺针砥石，以取外三阳、五会，有间，太子苏，二旬而复。故天下尽以扁鹊能生死人。鹊闻之曰：此自当生者，吾能使之生耳。又云：乃玉泉穴，在脐下四寸是穴，手之三阳脉，维于玉泉，是足三阳脉会。治卒中尸厥，恍惚不省人事，血淋下瘕，小便赤涩，失精梦遗，脐腹疼痛，结如盆杯，男子阳气虚惫，疝气水肿，奔豚抢心，气急而喘。经云：太子尸厥，越人刺维会而复苏。此即玉泉穴。真起死回生奇术。妇人血气癥瘕坚积，脐下冷痛，子宫断绪，四度刺有孕，使胞和暖，或产后恶露不止，月事不调，血结成块，尽能治之。针八分，留五呼，得气即泻，更宜多灸为妙。

文伯泻死胎于阴交，应针而陨。

灸三壮，针三分。昔宋太子善医术，出苑游，逢一怀娠女人，太子诊之曰：是一女子。令徐文伯诊之，文伯曰：是一男一女。太子性暴，欲剖腹视之。文伯止曰：臣请针之。于是泻足三阴交，补手阳明合谷，其胎应针而落，果如文伯之言。故今言妊妇不可针此穴。昔文伯见一妇人临产症危，视之，乃子死在腹中，刺足三阴交二穴，又泻足太冲二穴，其子随手而下。此说与《铜人》之文又不相同。

圣人于是察麻与痛，分实与虚。

虽云诸疼痛皆以为实，诸痒麻皆以为虚，此大略也，未尽其善。其中有丰肥坚硬[1]，而得其疼痛之疾者；亦有虚羸气弱，而感其疼痛之病者。非执而断之，仍要推其得病之原，别其内外之感，然后真知其虚实也。实者泻之，虚者补之。

实则自外而入也，虚则自内而出欤！

夫冒风寒，中暑湿，此四时者，或因一时所感而受病者，谓实邪，此疾盖是自外而入于内也。多忧虑，少心血，因内伤而致病者，谓虚邪，此疾盖是自内而出于外也。此分虚实内外之理也。一云：夫疗病之法，全在识见，痒麻为虚，虚当补其母；疼痛为实，实当泻其子。且如肝实，泻行间二穴，火乃肝木之子；肝虚，补曲泉二穴，水乃肝木之母。胃实，泻厉兑二穴，金乃胃土之子；胃虚，补解溪二穴，火乃胃土之母。三焦实，泻天井二穴；三焦虚，补中渚二穴。膀胱实，泻束骨二穴；膀胱虚，补至阴二穴。故经云：虚羸痒麻，气弱者补之；丰肥坚硬，疼痛肿满者泻之。凡刺之要，只就本经，取井荥俞原经合，行子母补泻之法，乃为枢要。深知血气往来多少之道，取穴之法，各明其部分，即依本经而刺，无不效也。

故济母而裨其不足，夺子而平其有余。

裨者，补也。济母者，盖补其不足也。夺子者，夺去其有余

---

[1] 硬：原本无，据人卫排印本补。

也。此补母泻子之法，按《补泻经》云：只非刺一经而已。假令肝木之病，实则泻心火之子，虚则补肾水之母，其肝经自得安矣。五脏仿此。一云：虚当补其母，实当泻其子。故知肝胜脾，肝有病必传与脾，圣人治未病，当先实脾，使不受肝之贼邪，子母不许相传，大概当实其母，正气以增，邪气必去。气血往来，无偏伤，伤则疴疾蜂起矣。

观二十七之经络，一一明辨。

经者，十二经也。络者，十五络也。共计二十七之经络相随，上下流行。观之者，一一明辨也。

据四百四之疾症，件件皆除。

岐伯云：凡人禀乾坤而立身，随阴阳而造化，按八节而荣，顺四时而易，调神养气，习性咽津，故得安和，四大舒缓。或一脉不调，则众疾俱动，四大不和，百病皆生。凡人之一身，总计四百四病，不能一一具载，然变症虽多，但依经用法，件件皆除也。

故得夭枉都无，跻斯民于寿域。

跻者，登也。夭者，短也。枉者，误伤其命也。夫医之道，若能明此用针之理，除疼痛迅若手捻，破郁结涣如冰释。既得如此之妙，自此之后，并无夭枉之病。故斯民皆使登长寿之域矣。

几微已判，彰往古之玄书。

几微者，奥妙之理也。判，开也。彰，明也。玄，妙也。令奥妙之理，已焕然明著于前，使后学易晓。

抑又闻心胸病，求掌后之大陵；肩背患，责肘前之三里。冷痹肾败，取足阳明之土；连脐腹痛，泻足少阴之水。脊间心后者，针中渚而立瘥；胁下肋边者，刺阳陵而即止。头项痛，拟后溪以安然；腰脚疼，在委中而已矣。夫用针之士，于此理苟能明焉，收祛邪之功，而在乎捻指。

夫用针之士，先要明其针法，次知形气所在，经络左右所起，血气所行，逆顺所会，补虚泻实之法，去邪安正之道，方能除疼痛于目前，疗疾病于指下也。

兰江赋

担截之中数几何？有担有截起沉疴。我今咏此兰江赋，何用三车五辐歌。先将八法[1]为定例，流注之中分次第。胸中之病内关担，脐下公孙用法拦。头部须还寻列缺，痰涎壅塞及咽干。嗓口咽风针照海，三棱出血刻时安。伤寒在表并头痛，外关泻动自然安。眼目之症诸疾苦，更须临泣用针担。后溪专治督脉病，癫狂此穴治还轻。申脉能除寒与热，头风偏正及心惊。耳鸣鼻衄胸中满，好把金针此穴寻。但遇痒麻虚即补，如逢疼痛泻而迎。更有伤寒真妙诀，三阴须要刺阳经。无汗更将合谷补，复溜穴泻好施针。倘若汗多流不绝，合谷收补效如神。四日太阴宜细辨，公孙照海一同行。再用内关施绝法，七日期门妙用针。但治伤寒皆用泻，要知《素问》坦然明。流注之中分造化，常将水火土金平。水数亏兮宜补肺，水之泛滥土能平。春夏井荥刺宜浅，秋冬经合更宜深。天地四时同此类[2]，三才常用记心胸。天地人部次第入，仍调各部一般匀。夫弱妇强亦有克，妇弱夫强亦有刑。皆在本经担与截，泻南补北亦须明。经络明时知造化，不得师传枉费心。不遇至人应莫度，天宝岂可付非人。按定气血病人呼，撞搓数十把针扶。战提[3]摇起向上使，气自流行病自无。

---

[1] 八法：原作"此法"，据人卫排印本改。

[2] 类：人卫排印本作"数"，可参。

[3] 提：原本作"退"，据人卫排印本改。

卷三

玉龙歌

扁鹊授我玉龙歌，玉龙一试绝沉疴，玉龙之歌真罕得，流传千载无差讹。我今歌此玉龙诀，玉龙一百二十穴，医[1]者行针殊妙绝，但恐时人自差别。补泻分明指下施，金针一刺显明医，伛者立伸偻者起，从此名扬天下知。

凡患伛者，补曲池，泻人中；患偻者，补风池，泻绝骨。

中风不语最难医，发际顶门穴要知，更向百会明补泻，即时苏醒免灾危。

顶门即囟会也，禁针，灸五壮。百会先补后泻，灸七壮，艾如麦大。

鼻流清涕名鼻渊，先泻后补疾可痊，若是头风并眼痛，上星穴内刺无偏。

上星穴流涕并不闻香臭者，泻俱得气补。

头风呕吐眼昏花，穴取神庭始不差，孩子慢惊何可治，印堂刺入艾还加。

神庭入三分，先补后泻。印堂入一分，沿皮透左右攒竹，大哭效，不哭难。急惊泻，慢惊补。

头项强痛难回顾，牙疼并作一般看，先向承浆明补泻，后针风府即时安。

承浆宜泻，风府针不可深。

---

[1] 医：原本作"看"，据人卫排印本改。

偏正头风痛难医，丝竹金针亦可施，沿皮向后透率谷，一针两穴世间稀。

偏正头风有两般，有无痰饮细推观，若然痰饮风池刺，倘无痰饮合谷安。

风池刺一寸半，透风府穴，此必横刺方透也，宜先补后泻，灸十一壮。合谷穴针至劳宫，灸二七壮。

口眼㖞斜最可嗟，地仓妙穴连颊车，㖞左泻右依师正，㖞右泻左莫令斜。

灸地仓之艾，如绿豆，针向颊车，颊车之针，向透地仓。

不闻香臭从何治？迎香两穴可堪攻，先补后泻分明效，一针未出气先通。

耳聋气闭痛难言，须刺翳风穴始痊，亦治项上生瘰疬，下针泻动即安然。

耳聋之症不闻声，痛痒蝉鸣不快情，红肿生疮须用泻，宜从听会用针行。

偶尔失音言语难，哑门一穴两筋间，若知浅针莫深刺，言语音和照旧安。

眉间疼痛苦难当，攒竹沿皮刺不妨，若是眼昏皆可治，更针头维即安康。

攒竹宜泻，头维入一分，沿皮透两额角，疼泻，眩晕补。

两睛红肿痛难熬，怕日羞明心自焦，只刺睛明、鱼尾穴，太阳出血自然消。

睛明针五分，后略向鼻中，鱼尾针透鱼腰。即童子髎，俱禁灸。如虚肿不宜去血。

眼痛忽然血贯睛，羞明更涩最难睁，须得太阳针血出，不用金刀疾自平。

心血炎上两眼红，迎香穴内刺为通，若将毒血擂出后，目内清凉始见功。

内迎香二穴，在鼻孔中，用芦叶或竹叶，擂入鼻内，出血为妙，不愈再针合谷。

强痛脊背泻人中，挫闪腰酸亦可攻，更有委中之一穴，腰间诸疾任君攻。

委中禁灸，四畔紫脉上皆可出血，弱者慎之。

肾弱腰疼不可当，施为行止甚非常，若知肾俞二穴处，艾火频加体自康。

环跳能治腿股风，居髎二穴认真攻，委中毒血更出尽，愈见医科神圣功。

居髎灸则筋缩。

膝腿无力身立难，原因风湿致伤残，倘知二市穴能灸，步履悠然渐自安。

俱先补后泻。二市者，风市、阴市也。

髋骨能医两腿疼，膝头红肿不能行，必针膝眼膝关穴，功效须臾病不生。

膝关在膝盖下，犊鼻内，横针透膝眼。

寒湿脚气不可熬，先针三里及阴交，再将绝骨穴兼刺，肿痛登时立见消。

即三阴交也。

肿红腿足草鞋风，须把昆仑二穴攻，申脉太溪如再刺，神医妙诀起疲癃。

外昆针透内吕。

脚背疼起丘墟穴，斜针出血即时轻，解溪再与商丘识，补泻行针要辨明。

行步艰难疾转加，太冲二穴效堪夸，更针三里中封穴，去病如同用手爪。

膝盖红肿鹤膝风，阳陵二穴亦堪攻，阴陵针透尤收效，红肿全消见异功。

腕中无力痛艰难，握物难移体不安，腕骨一针虽见效，莫将补泻等闲看。

急疼两臂气攻胸，肩井分明穴可攻，此穴元来真气聚，补多泻少应其中。

此二穴针二寸效，乃五脏真气所聚之处，倘或体弱针晕，补足三里。

肩背风气连臂疼，背缝二穴用针明，五枢亦治腰间痛，得穴方知疾顿轻。

背缝二穴，在背肩端骨下，直腋缝尖，针二寸，灸七壮。

两肘拘挛筋骨连，艰难动作欠安然，只将曲池针泻动，尺泽兼行见圣传。

尺泽宜泻不灸。

肩端红肿痛难当，寒湿相争气血狂，若向肩髃明补泻，管君多灸自安康。

筋急不开手难伸，尺泽从来要认真，头面纵有诸样症，一针合谷效通神。

腹中气块痛难当，穴法宜向内关防，八法有名阴维穴，腹中之疾永安康。

先补后泻，不灸。如大便不通，泻之即通。

腹中疼痛亦难当，大陵外关可消详，若是胁疼并闭结，支沟奇妙效非常。

脾家之症最可怜，有寒有热两相煎，间使二穴针泻动，热泻寒补病俱痊。

间使透针支沟，如脾寒可灸。

九种心痛及脾疼，上脘穴内用神针，若还脾败中脘补，两针神效免灾侵。

痔漏之疾亦可憎，表里急重最难禁，或痛或痒或下血，二白穴在掌中寻。

二白四穴，在掌后，去横纹四寸，两穴相对，一穴在大筋内，一穴大筋外，针五分，取穴用稻心从项后围至结喉，取草折齐，当掌中大指虎口纹，双围转两筋头，点到掌后臂草尽处是，即间使后一寸，郄门穴也。灸二七壮，针宜泻，如不愈，灸骑竹马。

三焦热气壅上焦，口苦舌干岂易调，针刺关冲出毒血，口生津液病俱消。

手臂红肿连腕疼，液门穴内用针明，更将一穴名中渚，多泻中间疾自轻。

液门沿皮针向后，透阳池。

中风之症症非轻，中冲二穴可安宁，先补后泻如无应，再刺人中立便轻。

中冲禁灸，惊风灸之。

胆寒心虚病如何？少冲二穴最功多，刺入三分不着艾，金针用后自平和。

时行疟疾最难禁，穴法由来未审明，若把后溪穴寻得，多加艾火即时轻。

热泻寒补。

牙疼阵阵苦相煎，穴在二间要得传，若患翻胃并吐食，中魁奇穴莫教偏。

乳鹅之症少人医，必用金针疾始除，如若少商出血后，即时安稳免灾危。

三棱针刺之。

如今瘾疹疾多般，好手医人治亦难，天井二穴多着艾，纵生瘰疬灸皆安。

宜泻七壮。

寒痰咳嗽更兼风，列缺二穴最可攻，先把太渊一穴泻，多加艾火即收功。

列缺刺透太渊，担穴也。

痴呆之症不堪亲，不识尊卑枉骂人，神门[1]独治痴呆病，转手骨开得穴真。

宜泻灸。

连日虚烦面赤妆，心中惊悸亦难当，若须通里穴寻得，一用金针体便康。

惊恐补，虚烦泻，针五分，不灸。

风眩目烂最堪怜，泪出汪汪不可言，大小骨空皆妙穴，多加艾火疾应痊。

大、小骨空不针，俱灸七壮，吹之。

妇人吹乳痛难消，吐血风痰稠似胶，少泽穴内明补泻，应时神效气能调。

刺沿皮向后三分。

满身发热痛为虚，盗汗淋淋渐损躯，须得百劳椎骨穴，金针一刺疾俱除。

忽然咳嗽腰背疼，身柱由来灸便轻，至阳亦治黄疸病，先补

---

[1] 门：原本作"间"，据人卫排印本改。

后泻效分明。

针俱沿皮三分，灸二七壮。

肾败腰虚小便频，夜间起止苦劳神，命门若得金针助，肾俞艾灸起遭迍。

多灸不泻。

九般痔漏最伤人，必刺承山效若神，更有长强一穴是，呻吟大痛穴为真。

伤风不解嗽频频，久不医时劳便成，咳嗽须针肺俞穴，痰多宜向丰隆寻。

灸方效。

膏肓二穴治病强，此穴原来难度量，斯穴禁针多着艾，二十一壮亦无妨。

腠理不密咳嗽频，鼻流清涕气昏沉，须知喷嚏风门穴，咳嗽宜加艾火深。

针沿皮向外。

胆寒由是怕惊心，遗精白浊实难禁，夜梦鬼交心俞治，白环俞治一般针。

更加脐下气海两旁效。

肝家血少目昏花，宜补肝俞力便加，更把三里频泻动，还光益血自无差。

多补少泻，灸。

脾家之症有多般，致成番胃吐食难，黄疸亦须寻腕骨，金针必定夺中脘。

无汗伤寒泻复溜，汗多宜将合谷收，若然六脉皆微细，金针一补脉还浮。

针复溜入三分，沿皮向骨下一寸。

大便闭结不能通，照海分明在足中，更把支沟来泻动，方知妙穴有神功。

小腹胀满气攻心，内庭二穴要先针，两足有水临泣泻，无水方能病不侵。

针口用油，不闭其孔。

七般疝气取大敦，穴法由来指侧间，诸经具载三毛处，不遇师传隔万山。

传尸劳病最难医，涌泉出血免灾危，痰多须向丰隆泻，气喘丹田亦可施。

浑身疼痛疾非常，不定穴中细审详，有筋有骨须浅刺，灼艾临时要度量。

不定穴即痛处。

劳宫穴在掌中寻，满手生疮痛不禁，心胸之病大陵泻，气攻胸腹一般针。

哮喘之症最难当，夜间不睡气遑遑，天突妙穴宜寻得，膻中着艾便安康。

鸠尾独治五般痫，此穴须当仔细观，若然着艾宜七壮，多则伤人针亦难。

非高手毋轻下针。

气喘急急不可眠，何当日夜苦忧煎，若得璇玑针泻动，更取气海自安然。

气海先补后泻。

肾强疝气发甚频，气上攻心似死人，关元兼刺大敦穴，此法亲传始得真。

水病之疾最难熬，腹满虚胀不肯消，先灸水分并水道，后针三里及阴交。

肾气冲心得几时，须用金针疾自除，若得关元并带脉，四海
谁不仰明医。

赤白妇人带下难，只因虚败不能安，中极补多宜泻少，灼艾
还须着意看。

赤泻，白补。

吼喘之症嗽痰多，若用金针疾自和，俞府乳根一样刺，气喘
风痰渐渐磨。

伤寒过经尤未解，须向期门穴上针，忽然气喘攻胸膈，三里
泻多须用心。

期门先补后泻。

脾泄之症别无他，天枢二穴刺休差，此是五脏脾虚疾，艾火
多添病不加。

多灸宜补。

口臭之疾最可憎，劳心只为苦多情，大陵穴内人中泻，心得
清凉气自平。

穴法深浅在指中，治病须臾显妙功，劝君要治诸般疾，何不
当初记玉龙。

胜玉歌

胜玉歌兮不虚言，此是杨家真秘传。或针或灸依法语，补泻
迎随随手捻。

头痛眩晕百会好，心疼脾痛上脘先。后溪鸠尾及神门，治疗
五痫立便痊。

鸠尾穴禁灸，针三分，家传灸七壮。

髀疼要针肩井穴，耳闭听会莫迟延。

针一寸半，不宜停。经言禁灸，家传灸七壮。

胃冷下脘却为良，眼痛须觅清冷渊。霍乱心疼吐痰涎，巨阙着艾便安然。

脾疼背痛中渚泻，头风眼痛上星专。头项强急承浆保，牙腮疼紧大迎全。

行间可治膝肿病，尺泽能医筋拘挛。若人行步苦艰难，中封太冲针便痊。

脚背痛时商丘刺，瘰疬少海天井边。筋疼闭结支沟穴，颔肿喉闭少商前。

脾心痛急寻公孙，委中驱疗脚风缠。泻却人中及颊车，治疗中风口吐沫。

五疟寒多热更多，间使大杼真妙穴。经年或变劳怯者，痞满脐旁章门决。

噎气吞酸食不投，膻中七壮除膈热。目内红痛苦皱眉，丝竹攒竹亦堪医。

若是痰涎并咳嗽，治却须当灸肺俞。更有天突与筋缩，小儿吼闭自然疏。

两手酸疼难执物，曲池合谷共肩髃。臂疼背痛针三里，头风头痛灸风池。

肠鸣大便时泄泻，脐旁两寸灸天枢。诸般气症从何治，气海针之灸亦宜。

小肠气痛归来治，腰痛中空穴最奇。

中空穴，从肾俞穴量下三寸，各开三寸是穴，灸十四壮，向外针一寸半，此即膀胱经之中髎也。

腿股转酸难移步，妙穴说与后人知。环跳风市及阴市，泻却金针病自除。

阴市虽云禁灸，家传亦灸七壮。

热疮臁内年年发，血海寻来可治之。两膝无端肿如斗，膝眼三里艾当施。

两股转筋承山刺，脚气复溜不须疑。踝跟骨痛灸昆仑，更有绝骨共丘墟。

灸罢大敦除疝气，阴交针入下胎衣。遗精白浊心俞治，心热口臭大陵驱。

腹胀水分多得力，黄疸至阳便能离。肝血盛兮肝俞泻，痔疾肠风长强欺。

肾败腰疼小便频，督脉两旁肾俞除。六十六穴施应验，故成歌诀显针奇。

策
诸家得失策

问：人之一身，犹之天地，天地之气，不能以恒顺，而必待于范围之功，人身之气，不能以恒平，而必待于调摄之技。故其致病也，既有不同，而其治之，亦不容一律，故药与针灸不可缺一者也。然针灸之技，昔之专门者固各有方书，若《素问》、《针灸图》、《千金方》、《外台秘要》，与夫补泻灸刺诸法，以示来世矣。其果何者而为之原欤？亦岂无得失去取于其间欤？诸生以是名家者，请详言之。

对曰：天地之道，阴阳而已矣。夫人之身，亦阴阳而已矣。阴阳者，造化之枢纽，人类之根抵也，惟阴阳得其理则气和，气和则形亦以之和矣。如其拂而戾焉，则赞助调摄之功，自不容已矣。否则，在造化不能为天地立心，而化工以之而息；在夫人不能为生民立命，而何以臻寿考无疆之休哉？此固圣人赞化育之一端也，而可以医家者流而小之耶？

愚尝观之易曰：大哉乾元，万物资始；至哉坤元，万物资生。是一元之气，流行于天地之间，一阖一辟，往来不穷，行而为阴阳，布而为五行，流而为四时，而万物由之以化生，此则天地显仁藏用之常，固无庸以赞助为也。然阴阳之理也，不能以无愆，而雨旸寒暑[1]，不能以时若，则范围之功，不能无待于圣人也。故易曰：后以裁成天地之道，辅相天地之宜，以左右民，此其所以人无夭札，物无疵厉，而以之收立命之功矣。然而吾人同得天地之理以为理，同得天地之气以为气，则其元气流行于一身之间，无异于一元之气流行于天地之间也。夫何喜怒哀乐心思嗜欲之汩于中，寒暑风雨温凉燥湿之侵于外，于是有疾在腠理者焉，有疾在血脉者焉，有疾在肠胃者焉。然而疾在肠胃，非药饵不能以济；在血脉，非针刺不能以及；在腠理，非熨焫不能以达，是针灸药者，医家之不可缺一者也。夫何诸家之术惟以药，而于针灸则并而弃之，斯何以保其元气，以收圣人寿民之仁心哉？然是针与灸也，亦未易言也。孟子曰：离娄之明，不以规矩，不能成方圆；师旷之聪，不以六律，不能正五音。若古之方书，固离娄之规矩，师旷之六律也。故不溯其源，则无以得古人立法之意，不穷其流，则何以知后世变法之弊。今以古之方书言之，有《素问》、《难经》焉，有《灵枢》、《铜人图》焉，有《千金方》、有《外台秘要》焉，有《金兰循经》、有《针灸杂集》焉。然《灵枢》之图，或议其太繁而杂；于《金兰循经》，或嫌其太简而略；于《千金方》，或诋其不尽伤寒之数；于《外台秘要》，或议其为医之蔽；于《针灸杂集》，或论其未尽针灸之妙，溯而言之，则惟《素》、《难》为最要。盖《素》、《难》者，医家之鼻祖，济生之心法，垂之万世而无弊者也。夫既由《素》、《难》以溯其源，又由诸家以穷其流，探脉络，索荣卫，诊表里，虚则补之，实则泻之，热则凉之，寒则温之，或通其气血，或维其真元，以律天时，则春夏刺浅，秋

---

[1]暑：原作"者"，据人卫排印本改。

冬刺深也。以袭水土则湿致高原，热处风凉也。以取诸人，肥则刺深，
瘠则刺浅也。又由是而施之以动摇进退，搓弹摄按之法，示之以喜怒忧
惧，思劳醉饱之忌，穷之以井荥俞经合之源，究之以主客标本之道，迎
随开合之机。夫然后阴阳和，五气顺，荣卫固，脉络绥，而凡腠理血
脉，四体百骸，一气流行，而无壅滞痿痹之患矣。不犹圣人之裁成辅
相，而一元之气，周流于天地之间乎！先儒曰：吾之心正，则天地之心
亦正，吾之气顺，则天地之气亦顺。此固赞化育之极功也，而愚于医之
灸刺也亦云。

头不多灸策

问：灸穴须按经取穴，其气易连而其病易除，然人身三百六十五
络，皆归于头，头可多灸欤？灸良已，间有不发者，当用何法发之？

尝谓穴之在人身也，有不一之名，而灸之在吾人也，有至一之会。
盖不知其名，则昏谬无措，无以得其周身之理，不观其会，则散漫靡
要，何以达其贯通之原。故名也者，所以尽乎周身之穴也，固不失之太
繁；会也者，所以贯乎周身之穴也，亦不失之太简。人而知乎此焉，则
执简可以御繁，观会可以得要，而按经治疾之余，尚何疾之有不愈，而
不足以仁寿斯民也哉。

执事发策，而以求穴在乎按经，首阳不可多灸及所以发灸之术，下
询承学，是诚究心于民瘼者。愚虽不敏，敢不掇述所闻以对。尝观吾人
一身之气，周流于百骸之间，而统之则有其宗，犹化工一元之气，磅礴
于乾坤之内，而会之则有其要。故仰观于天，其星辰之奠丽，不知其
几也，而求其要，则惟以七宿为经，二十四曜为纬；俯察于地，其山川
之流峙，不知其几也，而求其要则惟以五岳为宗，四渎为委，而其他咸
弗之求也。天地且然，而况人之一身？内而五脏六腑，外而四体百形，
表里相应，脉络相通，其所以生息不穷，而肖形于天地者，宁无所纲维
统纪于其间耶！故三百六十五络，所以言其烦也，而非要也；十二经

穴，所以言其法也，而非会也。总而会之，则人身之气有阴阳，而阴阳之运有经络，循其经而按之，则气有连属，而穴无不正，疾无不除。譬之庖丁解牛，会则其凑，通则其虚，无假斤斫之劳，而顷刻无全牛焉。何也？彼固得其要也。故不得其要，虽取穴之多，亦无以济人；苟得其要，则虽会通之简，亦足以成功，惟在善灸者加之意焉耳。

自今观之，如灸风而取诸风池、百会，灸劳而取诸膏肓、百劳；灸气而取诸气海；灸水而取诸水分；欲去腹中之病，则灸三里；欲治头目之疾，则灸合谷；欲愈腰腿，则取环跳、风市；欲拯手臂，则取肩髃、曲池。其他病以人殊，治以疾异，所以得之心而应之手者，罔不昭然，有经络在焉。而得之则为良医，失之则为粗工，凡以辨诸此也。至于首为诸阳之会，百脉之宗，人之受病固多，而吾之施灸宜别，若不察其机而多灸之，其能免夫头目旋眩、还视不明之咎乎？不审其地而并灸之，其能免夫气血滞绝、肌肉单薄之忌乎？是百脉之皆归于头，而头之不可多灸，尤按经取穴者之所当究心也。若夫灸之宜发，或发之有速而有迟，固虽系于人之强弱不同，而吾所以治之者，可不为之所耶？观东垣灸三里七壮不发，而复灸以五壮即发，秋夫灸中脘九壮不发，而溃以露水，熨以热履，熯以赤葱，即万无不发之理，以其见之《图经》《玉枢》诸书，盖班班具载可考而知者。吾能按经以求其原，而又多方以致其发，自无患乎气之不连，疾之不疗，而于灼艾之理，斯过半矣。抑愚又有说焉，按经者法也，而所以神明之者心也。苏子有言：一人饮食起居，无异于常人，而愀然不乐，问其所苦，且不能自言，此庸医之所谓无足忧，而扁鹊、仓公之所望而惊焉者。彼惊之者何也？病无显情，而心有默识，诚非常人思虑所能测者。今之人徒曰：吾能按经，吾能取穴。而不于心焉求之，譬诸刻舟而求剑，胶柱而鼓瑟，其疗人之所不能疗者，吾见亦罕矣。然则善灸者奈何？静养以虚此心，观变以运此心，旁求博采以旷此心，使吾心与造化相通，而于病之隐显，昭然无遁情焉。则由是而求孔穴之开合，由是而察气候之疾徐，由是而明呼吸补泻之宜，由是而达迎随出入之机，由是而酌从卫取气，从荣置气之要，不将从手应心，得鱼兔而忘筌蹄也哉！此又岐黄之秘术，所谓百尺竿头进一步者，不识执事以为何如？

穴有奇正策

问：九针之法，始于岐伯，其数必有取矣。而灸法独无数焉，乃至定穴，均一审慎，所谓奇穴，又皆不可不知也。试言以考术业之专攻。

尝谓针灸之疗疾也，有数有法，而惟精于数法之原者，斯足以窥先圣之心。圣人之定穴也，有奇有正，而惟通于奇正之外者，斯足以神济世之术，何也？法者，针灸所立之规，而数也者，所以纪其法，以运用于不穷者也。穴者，针灸所定之方，而奇也者，所以翊夫正以旁通于不测者也。数法肇于圣人，固精蕴之所寓，而定穴兼夫奇正，尤智巧之所存。善业医者，果能因法以详其数，缘正以通其奇，而于圣神心学之要，所以默蕴于数法奇正之中者，又皆神而明之焉，尚何术之有不精，而不足以康济斯民也哉？

执事发策，而以针灸之数法奇穴，下询承学，盖以术业之专工者望诸生也。而愚岂其人哉？虽然，一介之士，苟存心于爱物，于人必有所济，愚固非工于医业者，而一念济物之心，特惓惓焉。矧以明问所及，敢无一言以对。夫针灸之法，果何所昉乎？粤稽上古之民，太朴未散，元醇未漓，与草木蓁蓁然，与鹿豕狉狉[1]然，方将相忘于浑噩之天，而何有于疾，又何有于针灸之施也。自羲、农以还，人渐流于不古，而朴者散，醇者漓，内焉伤于七情之动，外焉感于六气之侵，而众疾胥此乎交作矣。岐伯氏有忧之，于是量其虚实，视其寒温，酌其补泻，而制之以针刺之法焉，继之以灸火之方焉。至于定穴，则自正穴之外，又益

---

[1] 狉狉：原作"杯杯"，据人卫排印本改。

之以奇穴焉。非故为此纷纷也，民之受疾不同，故所施之术或异，而要之非得已也，势也，势之所趋，虽圣人亦不能不为之所也已。然针固有法矣，而数必取于九者，何也？盖天地之数，阳主生，阴主杀，而九为老阳之数，则期以生人，而不至于杀人者，固圣人取数之意也。今以九针言之，燥热侵头身，则法乎天，以为镵针，头大而末锐焉。气满于肉分，则法乎地，以为圆针，身圆而末锋焉。锋如黍米之锐者为鍉针，主按脉取气法乎人也。刃有三隅之象者为锋针，主泻导痈血，法四时也。铍针以法音，而末如剑锋者，非所以破痈脓乎？利针以法律，而支似毫毛者，非所以调阴阳乎？法乎星则为毫针，尖如蚊虻，可以和经络，却诸疾也。法乎风则为长针，形体锋利，可以去深邪，疗痹瘘也。至于燔针之刺，则其尖如挺，而所以主取大气不出关节者，要亦取法于野而已矣。所谓九针之数，此非其可考者耶！然灸亦有法矣，而独不详其数者，何也？盖人之肌肤，有厚薄，有深浅，而火不可以概施，则随时变化而不泥于成数者，固圣人望人之心也。今以灸法言之，有手太阴之少商焉，灸不可过多，多则不免有肌肉单薄之忌。有足厥阴之章门焉，灸不可不及，不及则不免有气血壅滞之嫌。至于任之承浆也，督之脊中也，手之少冲，足之涌泉也，是皆犹之少商焉，而灸之过多，则致伤矣。脊背之膏肓也，腹中之中脘也，足之三里，手之曲池也，是皆犹之章门焉，而灸之愈多，则愈善矣。所谓灸法之数，此非其仿佛者耶！夫有针灸，则必有会数法之全，有数法则必有所定之穴，而奇穴者，则又旁通于正穴之外，以随时疗症者也。而其数维何？吾尝考之《图经》，而知其七十有九焉，以鼻孔则有迎香，以鼻柱则有鼻准，以耳上则有耳尖，以舌下则有金津、玉液，以眉间则有鱼腰，以眉后则有太阳，以手大指则有骨空，以手中指则有中魁；至于八邪、八风之穴，十宣、五虎之处，二白、肘尖、独阴、囊底、鬼眼、髋骨、四缝、中泉、四关，凡此皆奇穴之所在。而九针之所刺者，刺以此也。灸法之所施者，施以此此也。苟能即此以审慎之，而临症定穴之余，有不各得其当者乎？虽然，此皆迹也，而非所以论于数法奇正之外也。圣人之情，因数以示，而非数之所能拘，因法以显，而非法之所能泥，用定穴以垂教，而非奇正之所能尽，神而明之，亦存乎其人焉耳。故善业医者，苟能旁通其数法之原，冥会其奇正之奥，时可以针而针，时可以灸而灸，时可以补而补，时可以泻而泻，或针灸可并举，则并举之，或补泻可并行，则并行之，治法因乎人，不因乎数，变通随乎症，不随乎法，定穴主乎心，不主乎奇正之陈迹。譬如老将用兵，运筹攻守，坐作进退，皆运一心之神以为之。而凡鸟占云祲、金版六韬之书，其所具载方略，咸有所不拘焉。则兵惟不动，动必克敌；医惟不施，施必疗疾。如是虽谓之无法可也，无数可也，无奇无正亦可也，而有不足以称神医于天下也哉！管见如斯，惟执事进而教之！

针有浅深策

问：病有先寒后热者，先热后寒者，然病固有不同，而针刺之法，其亦有异乎？请试言之！

对曰：病之在天人也，有寒热先后之殊，而治之在吾人也，有同异后先之辨。盖不究夫寒热之先后，则谬焉无措，而何以得其受病之源；不知同异之后先，则漫焉无要，而何以达其因病之治。此寒热之症，得之有先后者，感于不正之气，而适投于腠理之中，治寒热之症，得之有后先者，乘其所致之由，而随加以补泻之法，此则以寒不失之惨，以热则不过于灼，而疾以之而愈矣。是于人也，宁不有济矣乎？请以一得之愚，以对扬明问之万一，何如？盖尝求夫人物之所以生也，本之于太极，分之为二气，其静而阴也，而复有阳以藏于其中；其动而阳也，而复有阴以根于其内，惟阴而根乎阳也，则往来不穷，而化生有体；惟阳而根乎阴也，则显藏有本，而化生有用。然而气之运行也，不能无愆和之异，而人之罹之也，不能无寒热之殊，是故有先寒后热者，有先热后寒者。先寒后热者，是阳隐于阴也，苟徒以阴治之，则偏于阴，而热以之益炽矣。其先热后寒者，是阴隐于阳也，使一以阳治之，则偏于阳，而寒以之益惨矣。夫热而益炽，则变而为三阳之症，未可知也。夫寒而益惨，则传而为三阴之症，未可知也。而治之法，当何如哉？吾尝考之《图经》，受之父师，而先寒后热者，须施以阳中隐阴之法焉。于用针之时，先入五分，使行九阳之数，如觉稍热，更进针令入一寸，方行六阴之数，以得气为应。夫如是，则先寒后热之病可除矣。其先热后寒者，用以阴中隐阳之法焉。于用针之时，先入一寸，使行六阴之数，如觉微凉，即退针，渐出五分，却行九阳之数，亦以得气为应。夫如是，则先热后寒之疾瘳矣。夫曰先曰后者，而所中有荣有卫之殊；曰寒曰热者，而所感有阳经阴经之异。使先热后寒者，不行阴中隐阳之法，则失夫病之由来矣。是何以得其先后之宜乎？如先寒后热者，不行阳中隐阴之法，则不达夫疾之所致矣。其何以得夫化裁之妙乎？抑论寒热之原，非天之伤人，乃人之自伤耳。经曰：邪之所凑，其气必虚。自人之荡真于情窦也，而真者危；丧志于外华也，而醇者漓；眩心于物牵也，而萃者涣；汩[1]情于食色也，而完者缺；劳神于形役也，而坚者瑕。元阳丧，正气亡，寒毒之气，乘虚而袭。苟能养灵泉于山下，出泉之时，契妙道于日落，万川之中，嗜欲浅而天机深，太极自然之体立矣。寒热之毒虽威，将无隙之可投也。譬如墙壁固，贼人乌得而肆其虐哉？故先贤有言曰：夫人与其治病于已病之后，孰若治病于未病之先，其寒热之谓欤？

---

[1] 汩：原作"泪"，据人卫排印本改。

卷四

三衢杨氏补泻（十二字分次第手法及歌）

一爪切者：凡下针，用左手大指爪甲，重切其针之穴，令气血宣散，然后下针，不伤于荣卫也。

取穴先将爪切深，须教毋外慕其心，致令荣卫无伤碍，医者方堪入妙针。

二指持者：凡下针，以右手持针，于穴上着力旋插，直至腠理，吸气三口，提于天部，依前口气，徐徐而用。正谓持针者手如握虎，势若擒龙，心无他慕，若待贵人之说也。

持针之士要心雄，势如握虎与擒龙，欲识机关三部奥，须将此理再推穷。

三口温者：凡下针，入口中必须温热，方可与刺，使血气调和，冷热不相争斗也。

温针一理最为良，口内调和纳穴场，毋令冷热相争搏，荣卫宣通始得祥。

四进针者：凡下针，要病人神气定，息数匀，医者亦如之，切不可太忙。又须审穴在何部分，如在阳部，必取筋骨之间陷下为真；如在阴分，郄腘之内，动脉相应，以爪重切经络，少待方可下手。

进针理法取关机，失经失穴岂堪施，阳经取陷阴经脉，三思已定再思之。

五指循者：凡下针，若气不至，用指于所属部分经络之路，上下左右循之，使气血往来，上下均匀，针下自然气至沉紧，得气即泻之故也。

循其部分理何明，只为针头不紧沉，推则行之引则止，调和血气两来临。

六爪摄者：凡下针，如针下邪气滞涩不行者，随经络上下，用大指爪甲切之，其气自通行也。

摄法应知气滞经，须令爪切勿交轻，上下通行随经络，故教学者要穷精。

七针退者：凡退针，必在六阴之数，分明三部之用，斟酌不可不诚心着意，混乱差讹，以泻为补，以补为泻，欲退之际，一部一部以针缓缓而退也。

退针手法理谁知，三才诀内总玄机，一部六阴三气吸，须臾疾病愈如飞。

八指搓者：凡转针如搓线之状，勿转太紧，随其气而用之。若转太紧，令人肉缠针，则有大痛之患。若气滞涩，即以第六摄法切之，方可施也。

搓针泄气最为奇，气至针缠莫急移，浑如搓线攸攸转，急转缠针肉不离。

九指捻者：凡下针之际，治上大指向外捻，治下大指向内捻。外捻者，令气向上而治病；内捻者，令气至下而治病。如出至人部，内捻者为之补，转针头向病所，令取真气以至病所。如出至人部，外捻者为之泻，转针头向病所，令侠邪气退至针下出也。此乃针中之秘旨也。

捻针指法不相同，一般在手两般穷，内外转移行上下，邪气逢之疾岂容。

十指留者：如出针至于天部之际，须在皮肤之间留一豆许，少时方出针也。

留针取气候沉浮，出容一豆入容俅，致令荣卫纵横散，巧妙玄机在指头。

十一针摇者：凡出针三部，欲泻之际，每一部摇一次，计六摇而已。以指捻针，如扶人头摇之状，庶使孔穴开大也。

摇针三部六摇之，依次推排指上施，孔穴大开无窒碍，致令邪气出如飞。

十二指拔者：凡持针欲出之时，待针下气缓不沉紧，便觉轻滑，用指捻针，如拔虎尾之状也。

拔针一法最为良，浮沉涩滑任推详，势犹取虎身中尾，此诀谁知蕴锦囊。

总歌曰：针法玄机口诀多，手法虽多亦不过，切穴持针温口内，进针循摄退针搓，指捻泻气针留豆，摇令穴大拔如梭，医师穴法叮咛说，记此便为十二歌。

（口诀）烧山火，能除寒，三进一退热涌涌，鼻吸气一口，呵五口。

烧山之火能除寒，一退三飞病自安，始是五分终一寸，三番出入慢提看。

凡用针之时，须拈运入五分之中，行九阳之数，其一寸者，即先浅后深也。若得气，便行运针之道。运者男左女右，渐渐运入一寸之内，三出三入，慢提紧按，若觉针头沉紧，其针插之时，热气复生，冷气自除；未效，依前再施也。

四肢似水最难禁，憎寒不住便来临，医师运起烧山火，患人时下得安宁。

（口诀）透天凉，能除热，三退一进冷冰冰，口吸气一口，鼻出五口。

凡用针时，进一寸内，行六阴之数，其五分者，即先深后浅也。若得气，便退而伸之，退至五分之中，三入三出，紧提慢按，觉针头沉紧，徐徐举之，则凉气自生，热病自除；如不效，依前法再施。

一身浑似火来烧，不住之时热上潮，若能加入清凉法，须臾热毒自然消。

（口诀）阳中隐阴，能治先寒后热，浅而深。

阳中隐个阴，先寒后热人，五分阳九数，一寸六阴行。

凡用针之时，先运入五分，乃行九阳之数，如觉微热，便运一寸之内，却行六阴之数，以得气，此乃阳中隐阴，可治先寒后热之症，先补后泻也。

先寒后热身如疟，医师不晓实和弱，叮咛针要阴阳刺，祛除寒热免灾恶。

（口诀）阴中隐阳，能治先热后寒，深而浅。

凡用针之时，先运一寸，乃行六阴之数，如觉病微凉，即退至五分之中，却行九阳之数，以得气，此乃阴中隐阳，可治先热后寒之症，先泻后补也。

先热后寒如疟疾，先阴后阳号通天，针师运起云雨泽，荣卫调和病自痊。

补者直须热至，泻者直待寒侵，犹如搓线，慢慢转针，法在浅则当浅，法在深则当深，二者不可兼而紊乱也。

（口诀）留气法，能破气，伸九提六。

留气运针先七分，纯阳[1]得气十分深，伸时用九提时六，癥瘕消溶气块匀。

凡用针之时，先运入七分之中，行纯阳之数，若得气，便深刺一寸中，微伸提之，却退至原处；若未得气，依前法再行，可治癥瘕气块之疾。

疝癖癥瘕疾宜休，却在医师志意求，指头手法为留气，身除疾痛再

---

[1] 阳：原本作"阴"，据人卫排印本改。

无忧。

（口诀）运气法，能泻，先直后卧。

运气用纯阴，气来便倒针，令人吸五口，疼痛病除根。

凡用针之时，先行纯阴之数，若觉针下气满，便倒其针，令患人吸气五口，使针力至病所，此乃运气之法，可治疼痛之病。

运气行针好用工，遍身疼痛忽无踪，此法密传堪济世，论金宜值万千钟。

（口诀）提气法，提气从阴微捻提，冷麻之症一时除。

凡用针之时，先从阴数，以觉气至，微捻轻提其针，使针下经络气聚，可治冷麻之症。

提气从阴六数同，堪除顽痹有奇功，欲知奥妙先师诀，取次机关一掌中。

（口诀）中气法，能除积，先直后卧，泻之。

凡用针之时，先行运气之法，或阳或阴，便卧其针，向外至痛疼，立起其针，不与内气回也。

中气须知运气同，一般造化两般功，手中运气叮咛使，妙理玄机起痿癃。

若关节阻涩，气不通者，以龙虎大段之法，通经接气，驱而运之，仍以循摄切摩，无不应矣。又按扪摩屈伸，导引之法而行。

（口诀）苍龙摆尾手法，补。

苍龙摆尾行关节，回拨将针慢慢扶，一似江中舡上舵，周身遍体气流普。

或用补法而就得气，则纯补；补法而未得气，则用泻，此亦人之活变也。

凡欲下针之时，飞气至关节去处，便使回拨者，将针慢慢扶之，如舡之舵，左右随其气而拨之，其气自然交感，左右慢慢拨动，周身遍体，夺流不失其所矣。

苍龙摆尾气交流，气血夺来遍体周，任君体有千般症，一插须教疾病休。

（口诀）赤凤摇头手法，泻。

凡下针得气，如要使之上，须关其下，要下须关其上，连连进针，从辰至巳，退针，从巳至午，拨左而左点，拨右而右点，其实只在左右动，似手摇铃，退方进圆，兼之左右摇而振之。

针似舡中之橹，犹如赤凤摇头，辨别迎随逆顺，不可违理胡求。

（口诀）龙虎交战手法，三部俱一补一泻。

龙虎交争战，虎龙左右施，阴阳互相隐，九六住疼时。

凡用针时，先行左龙则左捻，凡得九数，阳奇零也。却行右虎则右捻，凡得六数，阴偶对也。乃先龙后虎而战之，以得气补之，故阳中隐阴，阴中隐阳，左捻九而右捻六，是亦住痛之针，乃得返复之道，号曰龙虎交战，以得邪尽，方知其所，此乃进退阴阳也。

青龙左转九阳宫，白虎右旋六阴通，返复玄机随法取，消息阴阳九六中。

（口诀）龙虎升降手法。

凡用针之法，先以右手大指向前捻之，入穴后，以左手大指向前捻，经络得气行，转其针向左向右，引起阳气，按而提之，其气自行，如气未满，更依前法再施。

龙虎升腾捻妙法，气行上下合交迁，依师口诀分明说，目下教[1]君疾病痊。

（口诀）五脏交经。

五脏交经须气溢，候他气血散宣时，苍龙摆尾东西拨，定穴五行君

---

[1] 教：原本作"交"，据人卫排印本改，下同。

记之。

凡下针之时，气行至溢，须要候气血宣散，乃施苍龙左右拨之可也。

五行定穴分经络，如船解缆自通亨，必在针头分造化，须交气血自纵横。

（口诀）通关交经。通关交经、苍龙摆尾、赤凤摇头，补泻得理。先用苍龙摆尾，后用赤凤摇头，运入关节之中，后以补则用补中手法，泻则用泻中手法，使气于其经便交。

先用苍龙来摆尾，后用赤凤以摇头，再行上下八指法，关节宣通气自流。

（口诀）膈角交经。膈角交经，相克相生。

凡用针之时，欲得气相生相克者，或先补后泻，或先泻后补，随其疾之虚实，病之寒热，其邪气自泻除，真气自补生。

膈角要相生，水火在君能，有症直任取，无病手中行，仰卧须停稳，法得气调均，飞经疗入角，便是一提金。

（口诀）关节交经。关节交经，气至关节，立起针来，施中气法。

凡下针之时，走气至关节去处，立起针，与施中气法纳之可也。

关节交经莫大功，必令气走纳经中，手法运之三五度，须知其气自然通。

（口诀）子午补泻总歌。

补则须弹针，爪甲切宜轻，泻时甚切忌，休交疾再侵。

凡用针者，若刺针时，先用口温针，次用左手压穴，其下针之处，弹而努之，爪而下之，扪而循之，通而取之，却令病人咳嗽一声，右手持针而刺之，春夏二十四息，秋冬三十六息，徐出徐入，气来如动脉之状，针下微紧，留待气至后，宜用补泻之法若前也。

动与摇一例，其中不一般，动为补之气，摇之泻即安。

（口诀）子午捣臼法，水蛊膈气。

子午捣臼，上下针行，九入六出，左右不停。

且如下针之时，调气得均，以针行上下，九入六出，左右转之不已，必按阴阳之道，其症即愈。

子午捣臼是神机，九入六出会者稀，万病自然合大数，要教患者笑嘻嘻。

（口诀）子午前后交经换气歌。

子后要知寒与热，左转为补右为泻，提针为热插针寒，女人反此要分别；午后要知寒与热，右转为补左为泻，顺则为左逆为右，此是神仙真妙诀。

（口诀）子午补泻歌。

每日午前皮上揭，有似滚汤煎冷雪，若要寒时皮内寻，不枉教君皮破裂。阴阳返复怎生知？虚实辨别临时诀，针头如弩似发机，等闲休与非人说。

（口诀）子午倾针。

子午倾针，要识脉经，病在何脏，补泻法行。

凡欲下针之时，先取六指之诀，须知经络，病在何脏，用针依前补泻，出入内外，如有不应者何也？答曰：一日之内，有阴有阳，有阳中隐阴，有阴中隐阳，有日为阳，夜为阴，子一刻一阳生，午一刻一阴生，从子至午，故曰：子午之法也。

左转为男补之气，右转却为泻之记，女人反此不为真，此是阴阳补泻义。热病不瘥泻之须，冷病缠身补是奇，哮吼气来为补泻，气不至时莫急施。

补：随其经脉纳而按之，左手闭针穴，徐出针而疾按之。泻：迎其经脉动而伸之，左手开针穴，疾出针而徐入之。经曰：随而济之，是为之补。迎而夺之，是为之泻。《素问》云：刺实须其虚者，留针待阴气至，乃去针也。刺虚须其实者，留针待阳气备，乃去针也。

（口诀）十二经络之病，欲针之时，实则泻之，虚则补之，热则疾之，寒则留之，陷则灸之，不虚不实，以经取之。经云：虚则补其母而不足，实则泻其子而有余，当先补而后泻。假令人气在足太阳膀胱经，虚则补其阳，所出为井，属金，下针得气，随而济之，右手取针，徐出而疾扪之，是谓补也。实则泻其阳所注为俞，属木，下针得气，迎而夺之，左手开针穴，疾出针而徐扪之，是谓之泻也。

脏腑阴阳，呼吸内外，捻针补泻手法。

外捻随呼补脏虚，吸来里转泻实肥，六腑病加颠倒用，但依呼吸病还除。女人补虚呵内转，吸来外转泻实肥，依经三度调病气，但令呼吸莫令疏。

男子补虚呵外转 ⟳，吸来内转泻实肥 ⟲，女人补虚呵内转 ⟲，吸来外转泻实肥 ⟳。

进火：补。初进针一分，呼气一口，退三退，进三进，令病人鼻中吸气，口中呼气三次，把针摇动，自然热矣。如不应，依前导引。

进水：泻。初进针一分，吸气一口，进三进，退三退，令病人鼻中出气，口中吸气三次，把针摇动，自然冷矣。如不应，依前导引之；再不应，依生成息数，按所病脏腑之数，自觉冷热应手。

下手八法口诀

揣：揣而寻之。凡点穴，以手揣摸其处，在阳部筋骨之侧，陷者为真。在阴部郄腘之间，动脉相应。其肉厚薄，或伸或屈，或平或直，以法取之，按而正之，以大指爪切掐其穴，于中庶得进退，方有准也。《难经》曰：刺荣毋伤卫，刺卫毋伤荣。又曰：刺荣无伤卫者，乃掐按其穴，令气散，以针而刺，是不伤其卫气也。刺卫无伤荣者，乃撮起其穴，以针卧而刺之，是不伤其荣血也。此乃阴阳补泻之大法也。

爪：爪而下之，此则《针赋》曰：左手重而切按，欲令气血得以宣散，是不伤于荣卫也。右手轻而徐入，欲不痛之因，此乃下针之秘法也。

搓：搓而转者，如搓线之貌，勿转太紧，转者左补右泻，以大指次指相合，大指往上，进为之左，大指往下，退为之右，此则迎随之法也。故经曰：迎夺右而泻凉，随济左而补暖。此则左右补泻之大法也。

弹：弹而努之，此则先弹针头，待气至，却退一豆许，先浅而后深，自外推内，补针之法也。

摇：摇而伸之，此乃先摇动针头，待气至，却退一豆许，乃先深而后浅，自内引外，泻针之法也。故曰：针头补泻。

扪：扪而闭之。经曰：凡补必扪而出之。故补欲出针时，就扪闭其穴，不令气出，使血气不泄，乃为真补。

循：循而通之。经曰：凡泻针，必以手指于穴上四旁循之，使令气血宣散，方可下针，故出针时，不闭其穴，乃为真泻。此提按补泻之法，男女补泻，左右反用。

捻：捻者，治上大指向外捻，治下大指向内捻。外捻者令气向上而治病，内捻者令气向下而治病。如出针，内捻者令气行至病所，外捻者令邪气至针下而出也。此下手八法口诀也。

经络迎随设为问答

问：经脉有奇经八脉。

《难经》云：脉有奇经八脉者，不拘于十二经，何谓也？然，有阳维、有阴维、有阳跷、有阴跷、有冲、有任、有督、有带之脉，凡此八脉，皆不拘于经，故曰：奇经八脉也。经有十二，络有十五，凡二十七，气相随上下，何独不拘于经也？然，圣人图设沟渠，通利水道，以备不然，天雨降下，沟渠溢满，当此之时，霶霈妄行，圣人不能复图也。此络脉满溢，诸经不能复拘也。

问：迎随之法。

经曰：随而济之是为补，迎而夺之是为泻。夫行针者，当刺之时，用皮钱擦热针，复以口温针热，先以左手爪，按其所刺荣俞之穴，弹而努之，爪而下之，扪而循之，通而取之，令病人咳嗽一声，右手持针而刺之。春夏二十四息，先深后浅（其浅深之故，注《标幽赋》内），秋冬三十六息，先浅后深，徐徐而入，气来如动脉之状，针下轻滑。未得气者，若鱼之未吞钩，既吞得气，宜用补泻。补，随其经脉，推而按内之，停针一二时，稍久，凡起针，左手闭针穴，徐出针而疾按之。泻，迎其经脉，提而动伸之，停针稍久，凡起针，左手开针穴，疾出针而徐按之。补针左转，大指努出；泻针右转，大指收入。补者先呼后吸，泻者先吸后呼。疼痛即泻，痒麻即补。

问：补针之要法。

答曰：补针之法，左手重切十字缝纹，右手持针于穴上，次令病人咳嗽一声，随咳进针，长呼气一口，刺入皮三分。针手经络者，效春夏停二十四息。针足经络者，效秋冬停三十六息。催气针沉，行九阳之数，撚九撅九，号曰天才。少停呼气二口，徐徐刺入肉三分，如前息数足，又觉针沉紧，以生数行之，号曰人才。少停呼气三口，徐徐又插至筋骨之间三分，又如前息数足，复觉针下沉涩，再以生数行之，号曰地才。再推进一豆，谓之按，为截、为随也。此为极处，静以久留，却须退针至人部，又待气沉紧时，转针头向病所，自觉针下热，虚羸痒麻，病势各散，针下微沉后，转针头向上，插进针一豆许，动而停之，吸之乃去，徐入徐出，其穴急扪之。歧伯曰：下针贵迟，太急伤血，出针贵缓，太急伤气。正谓针之不伤于荣卫也。是则进退往来，飞经走气，尽于斯矣。

问：泻针之要法。

凡泻针之法，左手重切十字纵纹三次，右手持针于穴上，次令病人咳嗽一声，随咳进针，插入三分，刺入天部，少停直入地部，提退一豆，得气沉紧，搓捻不动，如前息数尽，行六阴之数，捻六撅六，吸气三口回针，提出至人部，号曰地才。又待气至针沉，如前息数足，以成数行之，吸气二口回针，提出至天部，号曰人才。又待气至针沉，如前息数足，以成数行之，吸气回针，提出至皮间，号曰天才。退针一豆，谓之提，为担、为迎也。此为极处，静以久留，仍推进人部，待针沉紧气至，转针头向病所，自觉针下冷，寒热痛痒，病势各退，针下微松，提针一豆许，摇而停之，呼之乃去，疾入徐出，其穴不闭也。

问：经络。

答曰：经脉十二，络脉十五，外布一身，为血气之道路也。其源内根于肾，乃生命之本也。根在内而布散于外，犹树木之有根本，若伤其根本，则枝叶亦病矣。苟邪气自外侵之，伤其枝叶，则亦累其根本矣。或病发内生，则其势必然，故言五脏之道，皆出经隧，以行血气，经为正经，络为支络，血气不和，百病乃生。但一经精气不足，便不和矣。故经曰：邪中于阳，则溜于经，自面与颈，则下阳明，自项与背，则下太阳，自颊与胁，则下少阳。邪中于阴，则溜于腑，自四末臂胻始，而入三阴，脏气实而不能容，故还之于腑。腑者，谓胆、胃、膀胱、大小肠也，故刺各有其道焉。针下察其邪正虚实以补泻之，随其经脉荣卫以迎随之，其道皆不有违也。凡中外之病，始自皮肤，血脉相传，内连腑脏，则四肢九窍，壅塞不通，内因之病，令气盛衰，外连经络，则荣卫倾移，上下左右，虚实生矣。经云：风寒伤形，忧恐忿怒伤气，气伤脏，乃病脏，寒伤形，乃应形，风伤筋，乃应筋，此形气内外之相应也。

外具阴阳：筋骨为阴，皮肤为阳。内具阴阳：五脏为阴，六腑为阳。

问：子午补泻。

答曰：此乃宣行荣卫之法也。故左转从子，能外行诸阳，右转从午，能内行诸阴，人身则阳气受于四末，阴气受于五脏，亦外阳而内阴也。左转从外则象天，右转从内则象地，中提从中则象人，一左一右一提，则能使阴阳内外之气，出入与上下相参往来，而荣卫自流通矣。男子生于寅，寅，阳也，以阳为主，故左转顺阳为之补，右转逆阳为之泻。女子生于申，申，阴也，以阴为主，故右转顺阴为之补，左转逆阴为之泻，此常法也。然病有阴阳寒热之不同，则转针取用出入，当适其所宜。假令病热，则刺阳之经，以右为泻，以左为补；病寒则刺阴之经，以右为补，左为泻。此盖用阴和阳，用阳和阴，通变之法也。大凡转针逆顺之道，当明于斯。

子（合）穴：尺盛补之，顺其入也。午（荥）穴：寸盛泻之，顺其出也。

问：针头补泻何如？

答曰：此乃补泻之常法也。非呼吸而在手指，当刺之时，必先以左手压按其所针荥俞之处，弹而努之，爪而下之，其气之来，如动脉之状，顺针而刺之，得气推而内之，是谓补。动而伸之，是谓泻。夫实者气入也，虚者气出也。以阳生于外故入，阴生于内故出，此乃阴阳水火出入之气所不同也，宜详察之。

此外有补针导气之法，所谓扪而循之者，是于所刺经络部分，上下循之，故令气血舒缓，易得往来也。切而散之者，是用大指爪甲，左右于穴切之，腠理开舒，然后针也。推而按之者，是用右指捻针按住，近气不失，则远气乃来也。弹而努之者，是用指甲弹针，令脉气膜满，而得疾行至于病所也。爪而下之者，是用左手指爪连甲，按定针穴，乃使气散而刺荣，使血散而刺卫，则置针各有准也。通而取之者，是持针进退，或转或停，以使血气往来，远近相通，而后病可取也。外引其门以闭其神者，是先用左指收合针孔，乃放针，则经气不泄也。故曰：知为针者信其左。

问：候气之法何如？

答曰：用针之法，候气为先，须用左指，闭其穴门，心无内慕，如待贵人，伏如横弩，起若发机；若气不至，或虽至如慢，然后转针取之。转针之法，令患人吸气，先左转针，不至，左右一提也。更不至者，用男内女外之法，男即轻手按穴，谨守勿内；女即重手按穴，坚拒勿出，所以然者，持针居内是阴部，持针居外是阳部，浅深不同，左手按穴，是要分明。只以得气为度，如此而终不至者，不可治也。若针下气至，当察其邪正，分其虚实。经言：邪气来者紧而疾，谷气来者徐而和，但濡虚者即是虚，但牢实者即是实。此其诀也。

问：呼吸之理。

答曰：此乃调和阴阳法也。故经言：呼者因阳出，吸者随阴入。虽此呼吸分阴阳，实由一气而为体，其气内历于五脏，外随于三焦，周布一身，循环经络，流注孔穴，顺其形气之方圆，然后为用不同耳。是故五脏之出入，以应四时。三焦之升降，而为荣卫。经脉之循环，以合天度。然则呼吸出入，乃造化之枢纽，人身之关棙[1]，针家所必用也。诸阳浅在经络，诸阴深在脏腑，补泻皆取呼吸，出内其针。盖呼则出其气，吸则入其气。欲补之时，气出针入，气入针出。欲泻之时，气入入针，气出出针。呼而不过三口，是外随三焦之阳。吸而不过五口，是内迎五脏之阴。先呼而后吸者，为阳中之阴；先吸而后呼者，为阴中之阳，乃各随其病气，阴阳寒热而用之，是为活法，不可误用也。

三阴之经：先吸后呼。三阳之经：先呼后吸。

问：迎随之理何如？

答曰：此乃针下予夺之机也。

---

[1]关棙：原作"关捷"，据人卫排印本改。

第一要知荣卫之流行。所谓诸阳之经，行于脉外；诸阳之络，行于脉内；诸阴之经，行于脉内；诸阴之络，行于脉外，各有浅深。立针以一分为荣，二分为卫，交互停针，以候其气，见气方至，速便退针引之，即是迎。见气已过，然后进针追之，即是随。故《刺法》云：动退空歇，迎夺右而泻凉，推内进搓，随济左而补暖。

第二要知经脉之往来。所谓足之三阳，从头走足；足之三阴，从足走腹；手之三阴，从胸走手；手之三阳，从手走头。得气以针头逆其经脉之所来，动而伸之即是迎。以针头顺其经脉之所往，推而内之即是随。故经云：实者，绝而止之；虚者，引而起之。

凡下针之法，先用左手，揣穴爪按，令血气开舒，乃可内针。若欲出血，勿以爪按。右手持针于穴上，令患人咳嗽一声，捻之，一左一右，透入于腠理，此即是阳部奇分。《刺要》云：一分为荣。又云：方刺之时，必在悬阳，然后用其呼吸，徐徐推之，至于肌肉，以及分寸，此二者，即是阴部偶分。《刺要》又云：二分为卫，方刺之时，必在悬阳，及与两卫，神属勿去，知病存亡。却以左手按穴令定，象地而不动；右手持针，法天之运转。若得其气，左手按穴可重五两以来，右手存意捻针，而行补泻。惟血脉在俞横居，视之独澄，切之独坚，凡刺脉者，随其顺逆，不出血，则发针疾按之。凡刺浅深，惊针则止。凡行补泻谷气而已。

问：疾徐之理。

答曰：此乃持针出入之法也。故经言：刺虚实者，徐而疾则实，疾而徐则虚。然此经有两解：所谓徐而疾者，一作徐内而疾出；一作徐出针而疾按之。所谓疾而徐者，一作疾内而徐出；一作疾出针而徐按之（两说皆通）。盖疾徐二字，一解作缓急之义，一解作久速之义，若夫不虚不实，出针入针之法，则亦不疾不徐，配乎其中可也。

问：补泻得宜。

答曰：大略补泻无逾三法。

一则诊其脉之动静。假令脉急者，深内而久留之；脉缓者，浅内而疾发针；脉大者，微出其气；脉滑者，疾发针而浅内之；脉涩者，必得其脉，随其逆顺久留之，必先按而循之，已发针疾按其穴，勿出其血；脉小者，饮之以药。

二则随其病之寒热。假令恶寒者，先令得阳气入阴之分，次乃转针退到阳分，令患人鼻吸口呼，谨按生成气息数足，阴气隆至，针下觉寒，其人自清凉矣。又有病道远者，必先使气直到病所，寒即进针少许，热即退针少许，然后却用生成息数治之。

三则随其诊之虚实。假令形有肥有瘦，身有痛有麻痒，病作有盛有衰，穴下有牢有濡，皆虚实之诊也。若在病所，用别法取之，转针向上气自上，转针向下气自下，转针向左气自左，转针向右气自右，徐推其针气自往，微引其针气自来，所谓推之则前，引之则止，徐往微来以除之，是皆欲攻其邪气而已矣。

问：自取其经。

答曰：刺虚刺实，当用迎随，补其母而泻其子，若不虚不实者，则当以经取，谓其正经自得病，不中他邪，故自取其经也。其法右手存意持针，左手候其穴中之气，若气来至如动脉状，乃内针，要续续而入，徐徐而撞，入荣至卫，至若得气如鲔鱼食钩，即是病之气也，则随本经气血多少，酌量取之，略待少许，见气尽乃出针；如未尽，留针在门，然后出针。经曰：有见如入，有见如出，此之谓也。

问：补者从卫取气，泻者从荣置气？

答曰：十二经脉，皆以荣为根本，卫为枝叶，故欲治经脉，须调荣卫，欲调荣卫，须假呼吸。经曰：卫者阳也，荣者阴也。呼者阳也，吸者阴也。呼尽内针，静以久留，以气至为故者，即是取气于卫。吸则内针，以得气为故者，即是置气于荣也。

问：皮肉筋骨脉病。

答曰：百病所起，皆始于荣卫，然后淫于皮肉筋脉，故经言：是动脉者，气也。所生病者，血也。先为是动，而后所生病也。由此推之，则知皮肉经脉，亦是后所生之病耳。是以刺法中但举荣卫，盖取荣卫逆顺，则皮骨肉筋之治在其中矣。以此思之，至于部分有浅深之不同，却要下针无过不及为妙也。

一曰皮肤，二曰肌肉，三曰筋骨。

问：刺有久速。

答曰：此乃量病轻重而行，轻者一补一泻足矣，重者至再至三也。假令得病气而补泻之，其病未尽，仍复停针，候气再至，又行补泻。经言：刺虚须其实，刺实须其虚也。

问：诸家刺齐异同。

答曰：《灵枢》所言：始刺浅之，以逐邪气，而来血气（谓绝皮以出阳邪也）。后刺深之，以致阴气之邪（谓阴邪出者少，益深绝皮，致肌肉未入分肉间也）。最后取刺极深之，以下谷气（谓已入分肉之间，则谷气出矣），此其旨也。余读《难经》，常见针师丁德用所注，乃言人之肌肉，皆有厚薄之处，但皮肤之上，为心肺之部，阳气所行；肌肉之下，为肝肾之部，阴气所行也。是说所以发挥《灵枢》之旨，却甚详明。至于孙氏《千金方》所言：针入一分，则知天地之气（亦与始[1]刺浅之，而来[2]血气意合）。针入二分，则知呼吸出入，上下水火之气（亦与后刺深之，以致阴气意合）。针入三分，则知四时五行，五脏六腑逆顺之气（亦与最后极深，以下谷气意合，乃根本也）。《玄珠密语》言：入皮三分，心肺之部，阳气所行。入皮五分，肾肝之部，阴气

---

[1] 始：原作"卧"，据人卫排印本改。

[2] 来：原作"求"，据人卫排印本改。

所行（取象三天两地之数）。此说可谓详明矣。及夫后贤所著，则又有自一分，而累至于十分之说，此法益详且密矣。大抵博约不同，其理无异，互相发明，皆不必废。

问：阴阳居易之理。

答曰：此则阴阳相乘之意也。以其阳入阴分，阴出阳分，相易而居，成其病也。推原所由，或因荣气衰少，而卫气内伐；或因卫气衰少，而荣气外溢。故令血气不守其位，一方气聚，则为一方实，一方气散，则为一方虚。其实者为痛，其虚者为痒。痛者阴也，痛而以手按之不得者，亦阴也，法当深刺之。痒则阳也，法当浅刺之。病在上者阳也，在下者阴也。病先起于阴者，法当先治其阴，而后治其阳也。病先起于阳者，法当先治其阳，而后治其阴也。

问：顺逆相反之由。

答曰：此谓卫气独不得循于常道也，其名曰厥，为病不同，刺法当别。故经言：刺热厥者，若留针反为寒。刺寒厥者，若留针反为热。盖被逆气使然。由是言之，刺热厥者，宜三刺阴，一刺阳。刺寒厥者，宜三[1]刺阳，一刺阴。惟其久病之人，则邪气入深，却当深入而久留，须间日而复刺之，必先调其左右，去其血脉。

问：虚实寒热之治。

答曰：先诊人迎气口，以知阴阳有余不足，以审上下经络，循其部分之寒热，切其九候之变易，按其经络之所动，视其血脉之色状，无过则同，有过则异，脉急以行，脉大以弱，则欲要静，筋力无劳。凡气有余于上者，导而下之。不足于上者，推而扬之。经云：稽留不到者，因而迎之。气不足者，积而从之。大热在上者，推而下之。从下止者，引而去之。大寒在外者，留而补之。入于中者，从而泻之。上寒下热者，

---

[1] 三：原作"二"，据人卫排印本改。

推而上之。上热下寒者，引而下之。寒与热争者，导而行之。菀陈而血结者，刺而去之。

问：补者从卫取气，泻者从荣置气。

卫气者，浮气也，专主于表。荣气者，精气也，专主于里。故经言：荣者水谷之精也，血气调和于五脏，洒陈于六腑，乃能入脉，循上下，贯五脏，络六腑也。卫者水谷之生也，悍疾滑利，不能入脉，故循皮肤之中，分肉之间，熏于肓膜，散于胸腹，逆其气则病，从其气则愈。如是则荣卫为中外之主，不亦大乎！安得不求其补泻焉。

问：刺阳者卧针而刺之，刺阴者按令阳散乃内针。

答曰：刺阳部者，从其浅也，系属心肺之分。刺阴部者，从其深也，系属肾肝之分。凡欲行阳，浅卧下针，循而扪之，令舒缓，弹而努之，令气隆盛而后转针，其气自张布矣，以阳部主动故也。凡欲行阴，必先按爪，令阳气散，直深内针，得气则伸提之，其气自调畅矣，以阴部主静故也。

问：能知迎随之气，可令调之。

答曰：迎随之法，因其中外上下、病道遥远而设也。是故当知荣卫内外之出入，经脉上下之往来，乃可行之。夫荣卫者阴阳也，经言：阳受气于四末，阴受气于五脏。故泻者先深而后浅，从内引持而出之。补者先浅而后深，从外推内而入之。乃是因其阴阳内外而进退针耳。至于经脉为流行之道，手三阳经，从手上头；手三阴经，从胸至手；足三阳经，从头下足；足三阴经，从足入腹。故手三阳泻者，针芒望外，逆而迎之；补者针芒望内，顺而追之，余皆仿此。乃是因其气血往来，而顺逆行针也。大率言荣卫者，是内外之气出入。言经脉者，是上下之气往来。各随所在顺逆而为刺也。故曰迎随耳。

问：补泻之时，与气开阖相应否？

答曰：此法非止推于十干之穴，但凡针入皮肤间，当阳气舒发之分谓之开。针至肉分间，当阴气封固之分谓之阖。然开中有阖，阖中有开，一开一阖之机，不离孔中，交互停针，察其气以为补泻。故《千金》言：卫外为阳部，荣内为阴部。

问：方[1]刺之时，必在悬阳，及与两卫，神属勿去，知病存亡。

答曰：悬阳，谓当腠理间朝针之气也。两卫，谓迎随呼吸出入之气也。神属不去，知病存亡，谓左手占候，以为补泻也。此古人立法，言多妙处。

问：容针空豆许。

答曰：此法正为迎随而设也。是以气至针下，必先提退空歇，容豆许，候气至然后迎之、随之。经言：近气不失，远气乃来。

问：刺有大小。

答曰：有平补平泻，谓其阴阳不平而后平也。阳下之曰补，阴上之曰泻。但得内外之气调则已。有大补大泻，惟其阴阳俱有盛衰，内针于天地部内，俱补俱泻，必使经气内外相通，上下相接，盛气乃衰，此名调阴换阳，一名接气通经，一名从本引末。审按其道以予之，徐往徐来以去之，其实一义也。

问：穴在骨所。

答曰：初下针入腠理，得穴之时，随吸内针，乃可深知之。不然，气与针忤，不能进。又凡肥人内虚，要先补后泻；瘦人内实，要先泻后补。

问：补泻得宜。

答曰：凡病在一方，中外相袭，用子午法补泻，左右转针是也。病在三阴三阳，用流注法补泻，荣俞呼吸出纳是也。二者不同。至于弹爪提按之类，无不同者，要明气血何如耳。

---

[1]方：原作"十"，据人卫排印本改。

问：迎夺随济，固言补泻，其义何如？

答曰：迎者，迎其气之方来，如寅时气来注于肺，卯时气来注于大肠，此时肺大肠气方盛，而夺泻之也。随者，随其气之方去，如卯时气去注大肠，辰时气去注于胃，肺与大肠，此时正虚，而济补之也。余仿此。

问：针入几分，留几呼？

答曰：不如是之相拘。盖肌肉有浅深，病去有迟速，若肌肉厚实处，则可深；浅薄处，则宜浅。病去则速出针，病滞则久留针为可耳。

问：补泻有不在井荥俞经合者多如何？

答曰：如晴明、瞳子髎治目疼，听宫、丝竹空、听会治耳聋，迎香治鼻，地仓治口㖞，风池、头维治头项，古人亦有不系井荥俞经合者如此。盖以其病在上，取之上也。

问：经穴流注，按时补泻，今病有各经络，按时能去病否？

答曰：病著于经，其经自有虚实耳。补虚泻实，亦自中病也。病有一针而愈，有数针始愈。盖病有新痼浅深，而新浅者，一针可愈，若深痼者，必屡针可除。丹溪、东垣有一剂愈者，有至数十剂而愈者，今人用一针不愈，则不再针矣。且病非独出于一经一络者，其发必有六气之兼感，标本之差殊，或一针以愈其标，而本未尽除；或独取其本，而标复尚作，必数针方绝其病之邻也。

问：针形至微何能补泻？

答曰：如气球然，方其未有气也，则恢塌不堪蹴踢，及从窍吹之，则气满起胖，此虚则补之之义也。去其窍之所塞，则气从窍出，复恢塌矣，此实则泻之之义也。

问：《内经》治病，汤药少而针灸多，何也？

答曰：《内经》，上古书也。上古之人，劳不至倦，逸不至流，食不肥鲜，以戕其内，衣不蕴热，以伤其外，起居有节，寒暑知避，恬澹虚无，精神内守，病安从生？虽有贼风虚邪，莫能深入，不过凑于皮肤，经滞气郁而已。以针行气，以灸散郁，则病随已，何待于汤液耶？当今之世，道德日衰，以酒为浆，以妄为常，纵欲以竭其精，多虑以散其真，不知持满，不解御神，务快其心，过于逸乐，起居无节，寒暑不避，故病多从内生，外邪亦易中也。经曰：针刺治其外，汤液治其内，病既属内，非汤液又不能济也。此和缓以后，方药盛行，而针灸兼用，固由世不古，若人非昔比，亦业针法之不精，传授之不得其诀耳。非古用针灸之多，今用针灸之少，亦非汤液之宜于今，而不宜于古耶。学者当究心焉。

问：八法流注之要诀何如？

答曰：口诀固多，未能悉录，今先撮其最要者而言之：

上古流传真口诀，八法原行只八穴。口吸生数热变寒，口呼成数寒变热。先呼后吸补自真，先吸后呼泻自捷。徐进疾退曰泻寒，疾进徐退曰补热。紧提慢按似冰寒，慢提紧按如火热。脉外阳行是卫气，脉内阴行是荣血。虚者徐而进之机，实者疾而退之说。补其母者随而济，泻其子者迎夺挈。但分迎夺与济随，实泻虚补不妄说。天部皮肤肌肉人，地部筋骨分三截。卫气逆行荣顺转，夏浅冬深肥瘦别。毋伤筋膜用意求，行针犹当辨骨节。拇指前进左补虚，拇指后退右泻实。牢濡得失定浮沉，牢者为得濡为失。泻用方而补为圆，自然荣卫相交接。右泻先吸退针呼，左补先呼出针吸。莫将此法作寻常，弹努循扪指按切。分筋离骨陷中来，却将机关都漏泄。行人载道欲宣扬，湍水风林没休歇。感谢三皇万世恩，阐尽针经真口诀。

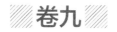

医案

乙卯岁，至建宁，滕柯山，母患手臂不举，背恶寒而体倦困，虽盛暑喜穿棉袄，诸医俱作虚冷治之。予诊其脉沉滑，此痰在经络也。予针肺俞、曲池、三里穴，是日即觉身轻手举，寒亦不畏，棉袄不复着矣。后投除湿化痰之剂，至今康健，诸疾不发。若作虚寒，愈补而痰愈结，可不慎欤！

戊午春，鸿胪吕小山，患结核在臂，大如柿，不红不痛。医云是肿毒。予曰：此是痰核结于皮里膜外，非药可愈。后针手曲池，行六阴数，更灸二七壮，以通其经气，不数日即平妥矣。若作肿毒，用以托里之剂，岂不伤脾胃清纯之气耶？

己巳岁夏，文选李渐庵公祖夫人，患产后血厥，两足忽肿大如股，甚危急。徐、何二堂尊召予视之，诊其脉扎[1]而歇止，此必得之产后恶露未尽，兼风邪所乘，阳阴邪正激搏，是以厥逆，不知人事，下体肿痛，病势虽危，针足三阴经，可以无虞。果如其言，针行饭顷而苏，肿痛立消矣。

癸酉秋，大理李义河翁，患两腿痛十余载，诸药不能奏效。相公推予治之，诊其脉滑浮，风湿入于筋骨，岂药力能愈，须针可痊。即取风市、阴市等穴针之。官至工部尚书，病不再发。

甲戌夏，员外熊可山公，患痢兼吐血不止，身热咳嗽，绕脐一块痛至死，脉气将危绝。众医云：不可治矣。工部正郎隗月潭公素善，迎予

---

[1]扎：原作"叽"，据人卫排印本改。

视其脉虽危绝，而胸尚暖，脐中一块高起如拳大，是日不宜针刺，不得已，急针气海，更灸至五十壮而苏，其块即散，痛即止。后治痢，痢愈，治嗽血，以次调理得痊。次年升职方，公问其故。予曰：病有标本，治有缓急，若拘于日忌，而不针气海，则块何由而散？块既消散，则气得以疏通，而痛止脉复矣。正所谓急则治标之意也。公体虽安，饮食后不可多怒气，以保和其本；否则正气乖而肝气盛，致脾土受克，可计日而复矣。

辛未夏，刑部王念颐公，患咽嗌之疾，似有核上下于其间，此疾在肺膈，岂药饵所能愈。东皋徐公推予针之，取膻中、气海，下取三里二穴，更灸数十壮，徐徐调之而痊。东皋名医也，且才高识博，非不能疗，即东垣治妇人伤寒，热入血室，非针莫愈，必俟夫善刺者，刺期门而愈。东皋之心，即东垣心也，而其德可并称焉。视今之嫉贤妒能者，为何如哉？然妒匪斯今，畴昔然矣。予曾往磁州，道经汤阴伏道路旁，有先师扁鹊墓焉，下马拜之。问其故。曰：鹊乃河间人也。针术擅天下，被秦医令李醯刺死于道路之旁，故名曰伏道，实可叹也。有传可考。

戊辰岁，给事杨后山公祖乃郎，患疳疾，药日服而人日瘦。同科郑湘溪公，迎予治之。予曰：此子形羸，虽是疳症，而腹内有积块，附于脾胃之旁，若徒治其疳，而不治其块，是不求其本，而揣其末矣。治之之法，宜先取章门灸针，消散积块，后次第理治脾胃，是小人已除，而君子得行其道于天下矣。果如其言，而针块中，灸章门，再以蟾蜍丸药兼用之，形体渐盛，疳疾俱痊。

壬申岁，四川陈相公长孙，患胸前突起，此异疾也。人皆曰：此非药力所能愈。钱诚翁堂尊，推予治之，予曰：此乃痰结肺经，而不能疏散，久而愈高，必早针俞府、膻中，后择日针，行六阴之数，更灸五壮，令贴膏，痰出而平。乃翁编修公甚悦之。

辛未，武选王会泉公亚夫人，患危异之疾，半月不饮食，目闭不开久矣。六脉似有如无，此疾非针不苏。同寅诸公，推予即针之，但人神所忌，如之何？若待吉日良时，则沦于鬼录矣。不得已，即针内关二穴，目即开，而即能食米饮，徐以乳汁调理而愈。同寅诸君，问此何疾也？予曰：天地之气，常则安，变则病，况人禀天地之气，五运迭侵于外，七情交战于中，是以圣人啬气，如持至宝，庸人妄为，而伤太和，此轩岐所以论诸痛皆生于气，百病皆生于气，遂有九窍不同之论也。而子和公亦尝论之详矣。然气本一也，因所触而为九，怒、喜、悲、恐、寒、热、惊、思、劳也。盖怒气逆甚，则呕血及飧泄，故气逆上矣。怒则阳气逆上，而肝木乘脾，故甚呕血及飧泄也。喜则气和志达，荣卫通和，故气缓矣。悲则心系急，肺布叶举，而上焦不通，荣卫不散，热气在中，故气消矣。恐则精神上，则上焦闭，闭则气逆，逆则下焦胀，故气不行矣。寒则腠理闭，气不行，故气收矣。热则腠理开，荣卫通，汗大泄，故气泄。惊则心无所倚，神无所归，虑无所定，故气乱矣。劳则喘息汗出，内外皆越，故气耗矣。思则心有所存，神有所归，正气流而不行，故气结矣。

抑尝考其为病之详，变化多端，如怒气所致，为呕血，为飧泄，为煎厥，为薄厥，为阳厥，为胸满痛，食则气逆而不下，为喘渴烦心，为肥气，为目暴盲，耳暴闭，筋缓，发于外为痈疽也。喜气所致，为笑不休，为毛发焦，为肉病，为阳气不收，甚则为狂也。悲气所致，为阴缩，为筋挛，为肌痹，为脉痿，男为数溺，女为血崩，为酸鼻辛颐，为目昏，为少气不能息，为泣，为臂麻也。恐气所致，为破䐃脱肉，为骨痠痿厥，为暴下清水，为面热肤急，为阴痿，为惧而脱颐也。惊气所致，为潮涎，为目瞏，为癫痫，为不省人事僵仆，久则为痿痹也。劳气所致，为嗌噎，为喘促，为嗽血，为腰痛骨痿，为肺鸣，为高骨坏，为阴痿，为唾血，为瞑目，为耳闭，男为少精，女为不月，衰甚则溃溃乎若坏，泪泪乎不可上也。思气所致，为不眠，为嗜卧，为昏瞀，为中痞，三焦闭塞，为咽嗌不利，为胆瘅呕苦，为筋痿，为白淫，为不嗜食也。寒气所致，为上下所出水液澄清冷，下痢青白等症也。热气所致，为喘呕吐酸，暴注下迫等病也。

窃又稽之《内经》治法，但以五行相胜之理，互相为治。如怒伤肝，肝属木，怒则气并于肝，而脾土受邪，木太过则肝亦自病。喜伤心，心属火，喜则气并于心，而肺金受邪，火太过，则心亦自病。悲伤肺，肺属金，悲则气并于肺，而肝木受邪，金太过则肺亦自病。恐伤肾，肾属水，恐则气并于肾，而心火受邪，水太过，则肾亦自病。思伤脾，脾属土，思则气并于脾，而肾水受邪，土太过，则脾亦自病。寒伤形，形属阴，寒胜热，则阳受病，寒太过，则阴亦自病矣。热伤气，气属阳，热胜寒，则阴受病，热太过，则阳亦自病矣。凡此数者，更相为治，故悲可以治怒也，以怆恻苦楚之言感之。喜可以治悲也，以谑浪亵狎之言娱之。恐可以治喜也，以遽迫死亡之言怖之。怒可以治思也，以污辱欺罔之言触之。思可以治恐也，以虑彼忘此之言夺之。凡此五者，必诡诈谲怪，无所不至，然后可以动人耳目，易人视听，若胸中无才器之人，亦不能用此法也。热可以治寒，寒可以治热，逸可以治劳，习可以治惊。经曰：惊者平之。夫惊以其卒然而临之也，使习见习闻，则不惊矣。如丹溪治女人许婚后，夫经商三年不归，因不食，困卧如痴，他无所病，但向里床坐，此思气结也。药难独治，得喜可解；不然令其怒，俾激之大怒，而哭之三时，令人解之，举药一贴，即求食矣。盖脾主思，思过则脾气结而不食，怒属肝木，木能克土，木气冲发而脾上开矣。又如子和治一妇，久思而不眠，令触其怒，是夕果困睡，捷于影响。惟劳而气耗，恐而气夺者，为难治也。又同寅谢公，治妇人丧妹甚悲，而不饮食，令以亲家之女陪欢，仍用解郁之药，即能饮食。又闻庄公治喜劳之极而病，切脉乃失音症也，令恐惧即愈。然喜者之人少病，盖其百脉舒和故耳。经云：恐胜喜。可谓得玄关者也。凡此之症，《内经》自有治法，业医者，废而不行，何哉？附录宜知所从事焉。

己巳岁，尚书王西翁乃爱，颈项患核肿痛，药不愈，召予问其故？曰：项颈之疾，自有各经原络并俞会合之处，取其原穴以刺之。后果刺，随针而愈，更灸数壮，永不见发。大抵颈项，乃横肉之地，经脉会聚之所，凡有核肿，非吉兆也。若不究其根，以灸刺之，则流串之势，理所必致矣。患者慎之！

戊寅冬，张相公长孙，患泻痢半载，诸药不效，相公命予治之，曰：昔翰林时，患肚腹之疾，不能饮食，诸药不效，灸中脘、章门即饮食，其针灸之神如此。今长孙患泻痢，不能进食，可针灸乎？予对曰：泻痢日久，体貌已变，须元气稍复，择日针灸可也。华岑公子云：事已危笃矣，望即治之，不俟再择日期，即针灸中脘、章门，果能饮食。

丁丑夏，锦衣张少泉公夫人，患痫症二十余载，曾经医数十，俱未验。来告予，诊其脉，知病入经络，故手足牵引，眼目黑瞀，入心则搐叫，须依理取穴，方保得痊。张公善书而知医，非常人也。悉听予言，取鸠尾、中脘，快其脾胃，取肩髃、曲池等穴，理其经络，疏其痰气，使气血流通，而痫自定矣。次日即平妥，然后以法制化痰健脾之药，每日与服。

戊辰岁，吏部观政李邃麓公，胃旁一痞块如复杯，形体羸瘦，药勿愈。予视之曰：既有形于内，岂药力所能除，必针灸可消。详取块中，用以盘针之法，更灸食仓、中脘穴而愈。邃麓公问曰：人之生痞，与痃癖、积聚、癥瘕是如何？曰：痞者，否也，如《易》所谓天地不交之否，内柔外刚，万物不通之义也。物不可以终否，故痞久则成胀满，而莫能疗焉。痃癖者，悬绝隐僻，又玄妙莫测之名也。积者迹也，挟痰血以成形迹，亦郁积至久之谓尔。聚者绪也，依元气为端绪，亦聚散不常之意云。癥者，征也，又精也，以其有所征验，及久而成精萃也。瘕者，假也，又遐也，以其假借气血成形，及历年遐远之谓也。大抵痞与痃癖，乃胸膈之候，积与聚，为腹内之疾，其为上、中二焦之病，故多见于男子。其癥与瘕，独见于脐下，是为下焦之候，故常见于妇人。大凡腹中有块，不问男妇积聚、癥瘕，俱为恶症，切勿视为寻常。初起而不求早治，若待痞疾胀满，已成胸腹鼓急，虽扁鹊复生，亦莫能救其万一，有斯疾者，可不惧乎！李公深以为然。

戊辰岁，户部王缙庵公乃弟，患心痫疾数载矣。徐堂翁召予视之，须行八法开阖方可，公如其言。而刺照海、列缺，灸心俞等穴，其针待气至，乃行生成之数而愈。凡治此症，须分五痫，此卷前载之详矣，兹不悉录。

壬申岁，大尹夏梅源公，行取[1]至蛾眉庵寓，患伤寒，同寅诸公，迎视六脉微细，阳症得阴脉。经云，阳脉见于阴经，其生也可知；阴脉见于阳经，其死也可许。予居玉河坊，正值考绩，不暇往返之劳，若辞而不治，此公在远方客邸，且莅政清苦，予甚恻之。先与柴胡加减之剂，少效，其脉尚未合症，予竭精殚思，又易别药，更针内关，六脉转阳矣。遂次第进以汤散而愈。后转升户部，今为正郎。

壬戌岁，吏部许敬庵公，寓灵济宫，患腰痛之甚。同乡董龙山公推予视之。诊其脉，尺部沉数有力。然男子尺脉固宜沉实，但带数有力，是湿热所致，有余之疾也。医作不足治之，则非矣。性畏针，遂以手指于肾俞穴行补泻之法，痛稍减，空心再与除湿行气之剂，一服而安。公曰：手法代针，已觉痛减，何乃再服渗利之药乎？予曰：针能劫病，公性畏针，故不得已，而用手指之法，岂能驱除其病根，不过暂减其痛而已。若欲全可，须针肾俞穴，今既不针，是用渗利之剂也。岂不闻前贤云：腰乃肾之府，一身之大关节。脉沉数者，多是湿热壅滞，须宜渗利

---

[1] 取：人卫排印本作"次"，可参。

之，不可用补剂。今人不分虚实，一概误用，多致绵缠，痛疼不休（出玉机中）。大抵喜补恶攻，人之恒情也。邪湿去而新血生，此非攻中有补存焉者乎？

壬申岁，行人虞绍东翁，患膈气之疾，形体羸瘦，药饵难愈。召予视之，六脉沉涩，须取膻中，以调和其膈，再取气海，以保养其源，而元气充实，脉息自盛矣。后择时针上穴，行六阴之数，下穴行九阳之数，各灸七壮，遂全愈。今任扬州府太守。庚辰过扬，复睹形体丰厚。

壬申夏，户部尚书王疏翁，患痰火炽盛，手臂难伸，予见形体强壮，多是湿痰流注经络之中，针肩髃，疏通手太阴经与手阳明经之湿痰，复灸肺俞穴，以理其本，则痰气可清，而手臂能举矣。至吏部尚书，形体益壮。

辛未岁，浙抚郭黄厓公祖，患大便下血，愈而复作，问其致疾之由？予对曰：心生血，而肝藏之，则脾为之统。《内经》云：饮食自倍，肠胃乃伤，肠澼而下血。是皆前圣之言而可考者。殊不知肠胃本无血，多是痔疾，隐于肛门之内，或因饮食过伤，或因劳欲怒气，触动痔窍，血随大便而出。先贤虽有远血、近血之殊，而实无心、肺、大肠之分。又有所谓气虚肠薄，自荣卫渗入者，所感不同，须求其根。于长强穴针二分，灸七壮，内痔一消而血不出。但时值公冗，不暇于针灸，逾数载，升工部尚书，前疾大作，始知有痔隐于肛门之内，以法调之愈。至己卯复会于汝上云，不发矣。是岁公子箕川公长爱，忽患惊风，热甚危笃，灸中冲、印堂、合谷等穴，各数十壮，方作声。若依古法而止灸三五壮，岂能得愈？是当量其病势之轻重而已。

己卯岁，因磁州一同乡，欠俸资往取，道经临洛关，会旧知宋宪副公，云昨得一梦[1]，有一真人，至舍相谈而别，今辱故人相顾，举家

---

[1]昨得一梦：此至"举家甚喜"，人卫排印本无。

甚喜。昨年长子得一痞疾，近因下第抑郁，疾转加增，诸药不效，如之奈何？予答曰：即刻可愈。公愕然曰[1]：非惟吾子得安，而老母亦安矣。此公至孝，自奉至薄，神明感召。予即针章门等穴，饮食渐进，形体清爽，而腹块即消矣。欢洽数日，偕亲友送至吕洞宾度卢生祠，不忍分袂而别。

庚辰夏，工部郎许鸿宇公，患两腿风，日夜痛不能止，卧床月余。宝源局王公，乃其属官，力荐予治之。时名医诸公，坚执不从。许公疑而言曰：两腿及足，无处不痛，岂一二针所能愈？予曰：治病必求其本，得其本穴会归之处，痛可立而止，痛止即步履，旬日之内，必能进部。此公明爽，独听予言，针环跳、绝骨，随针而愈。不过旬日，果进部，人皆骇异。假使当时不信王公之言，而听旁人之语，则药力岂能及哉？是惟在乎信之笃而已，信之笃，是以获其效也。

己巳岁，张相公得肛门忽肿之疾，戎政王西翁，推予诊视，命之曰：元老之疾，非常人比，宜精思殚力调治，以副吾望！予谒，诊右寸浮数，是肺金受风热，移于大肠之中。然肛门又居下之地，而饮食糟粕，流至于此，若无七情四气所干，则润泽而下。或湿热内蕴，邪气所加，则壅滞而作肿痛。予制以加减搜风顺气之剂一罐，倍加酒蒸大黄，借酒力上升，荡涤邪热，加麻仁润燥，枳壳宽肠，防风、独活驱除风热，当归清血凉血养血，枯芩以清肺与大肠，共制成丸，服渐清安。

隆庆二年四月初四日，奉旨传与圣济殿，着医去看徐阁老病，钦此。臣等谨钦遵，前至徐阁老秋家，诊得六脉数大，积热积痰，脾胃虚弱，饮食减少。宜用清热健脾化痰汤医治，黄芩、白术、贝母、橘红、茯苓、香附、芍药、桔梗、川芎、前胡、槟榔、甘草，水二钟，姜一片，煎至一钟，不拘时服，药对症，即愈。

---

[1]公愕然曰：此至"神明感召"，人卫排印本无。

乙亥岁，通州李户侯夫人，患怪症，予用孙真人治邪十三针之法，问病者是何邪为害？对说：乃某日至某处，鸡精之为害也。令其速去。病者对曰：吾疾愈矣。怪邪已去，言语遂正，精神复旧，以见十三针之有验也。

己巳岁，尚书毛介川翁，患脾胃虚弱，时常泻痢，肢略浮肿。问于予曰：时常泄泻，多系湿热。夫人之一身，心生血，肝藏之，而脾为之统；脾得其统，则运化有常，水谷通调，固无所谓湿，亦无所谓热也。夫唯精元之气，既不能保之于平时，而五味之养，又不节之于将来，斯精血俱耗，而脾无所统矣。脾失所统，则运化通调，将何以为职？欲求其无泻，不可得也。然则何以谓之湿热？盖运化通调，即失其职，则水谷不分，湿郁于内，而为热矣。由是便血稠粘，里急后重，泻不独泻，而又兼之以痢焉，皆坐此也。其治之法，宜荡涤其湿，然后分利，斯脾胃得统，而其症安矣。否则土不能制水，氾滥盈溢，浸于四肢，变而为气者有之。信其言，调理而愈。

己卯岁，行人张靖宸公夫人，崩不止，身热骨痛，烦躁病笃，召予诊，得六脉数而止，必是外感，误用凉药。与羌活汤热退，余疾渐可。但元气难复，后灸膏肓、三里而愈。凡医之用药，须凭脉理，若外感误作内伤，实实虚虚，损不足而益有余，其不夭灭人生也，几希？

辛酉夏，中贵患瘫痪，不能动履，有医何鹤松，久治未愈。召予视，曰：此疾一针可愈。鹤松惭去。予遂针环跳穴，果即能履。夏厚赠，予受之，逾数载又瘫矣。复来召余，因侍禁廷，不暇即往，遂受鹤反间以致忿。视昔之刺鹊于伏道者，为何如？

己巳岁，蔡都尉长子碧川公，患痰火，药饵不愈。辱钱诚斋堂翁，荐予治之。予针肺俞等穴愈。后其女患风痫甚危，其乃郎秀山，乃婿张少泉，邀予治之，乃针内关而苏，以礼厚赠，予固辞不受。遂以女许聘豚儿杨承祯焉。

庚辰岁过扬，大尹黄缜庵公，昔在京朝夕相与，情谊甚笃，进谒留疑，不忍分袂，言及三郎患面部疾，数载不愈，甚忧之。昨焚香卜灵棋课曰：兀兀尘埃久待时，幽窗寂寞有谁知，运逢宝剑人相顾，利遂名成总有期。与识者解曰：宝者珍贵之物，剑者锋利之物，必逢珍贵之人，可愈。今承相顾，知公善针，疾愈有期矣。予针巨髎、合谷等穴，更灸三里，徐徐调之而愈。时工匠刊书，多辱蟹米之助。

甲戌岁，观政田春野公乃翁，患脾胃之疾，养病天坛，至敝宅数里，春野公每请必亲至，竭力尽孝。予感其诚，不惮其远，出朝必趋视。告曰：脾胃乃一身之根蒂，五行之成基，万物之父母，安可不由其至健至顺哉？苟不至健至顺，则沉疴之咎必致矣。然公之疾，非一朝所致，但脾喜甘燥，而恶苦湿，药热则消于肌肉，药寒则减于饮食，医治久不获当，莫若早灸中脘、食仓穴。忻然从之，每穴各灸九壮，更针行九阳之数，疮发渐愈。春野公今任兵科给事中，乃翁、乃弟俱登科而盛壮。

庚辰岁，道经扬州，御史桑南皋公夫人，七旬余，发热、头眩、目涩、手挛、食少，公子迎予。诊得人迎浮而关带弦，见症虽多，今宜清热为先，以天麻、僵蚕为君，升麻、知母为臣，蔓荆、甘草等为使佐，服至三帖，热退身凉，饮食渐进，余症亦减，次日复诊，六脉平匀。昆玉喜曰：发热数月，医不见效，昨方制服一帖，热退食进，何耶？予曰：医者意也，得其意，斯握医之要枢矣。昔司马尝称扁鹊随俗为变，及述其论齐桓侯疾，语多近道，皆以其意通之耳。昨脉浮弦，疑是过用养血补脾之剂，闭塞火邪，久则流溢于太阳膀胱经，起至阴，终睛明，故目涩头眩；支走三焦经，故手挛也。少南、少玄公与缜庵公姻联之好，予辱故人之托，精思脉理，意究病源，故制立前方，用以引经之剂，其热速退，热退，脾阴渐长，而荣血自生，余症亦因之除矣。二公曰：然。